Dieta Sirtfood para mujeres

Planifica tu pérdida de peso con recetas activadoras de Sirtuina

Por Haley Joseph

Tabla de contenidos

Introducción

¿Has tenido dificultades para perder peso?

¿Has probado varias dietas diferentes pero sin éxito?

¿Buscas una solución a tus problemas de pérdida de peso?

Bien, si la respuesta es sí, ¡este es el libro adecuado para ti!

La dieta de hoy en día y el estilo de vida en general han tenido un impacto negativo en la salud de la mayoría de las personas. Todo el mundo lleva una vida atareada, con demasiado trabajo y responsabilidades, con muy poco tiempo para hacer muchas otras cosas. Las personas comen en restaurantes o piden comida para llevar y comida chatarra con mucha más frecuencia de lo que cocina una comida saludable en casa. Con el estilo de vida poco saludable que la mayoría de nosotros ha estado llevando, el aumento de peso parece ser inevitable. Sin embargo, en el último tiempo, las personas se han vuelto mucho más conscientes del impacto negativo de este estilo de vida poco saludable.

Nadie quiere ganar esos kilos de más y lidiar con los efectos secundarios del aumento de peso. Sin embargo, perder peso y volver a la normalidad puede resultar muy difícil. Esto es especialmente cierto si se siguen todas las dietas equivocadas que existen. La mayoría de las dietas de moda les dicen a las personas que coman muy poco, se salteen comidas, utilicen un plan de comidas con déficit de nutrientes o hagan demasiado ejercicio. Aunque es probable que hayas probado estas dietas durante un tiempo, te darás cuenta de que en vez de hacer bien, hacen más daño. Si comes muy poco, eventualmente cederás al hambre y terminarás comiendo en exceso. Si te limitas a una cantidad selecta de alimentos, te aburrirás y tampoco ingerirás todos los nutrientes que tu cuerpo necesita. Si te sometes a una dieta líquida, arruinarás tu sistema digestivo.

Todas estas dietas pueden darte resultados temporales de pérdida de peso, pero acumularás kilos tan pronto dejes de seguirlas. También requieren que ejerzas mucho autocontrol y disciplina, lo cual puede resultar difícil. Si has probado todo esto y estás de acuerdo con nosotros, te diremos qué necesitas cambiar y cómo lograr los resultados que buscas.

Aquí es donde la dieta Sirtfood entra en juego. La dieta debe su nombre a los activadores de la sirtuina presentes en ciertos alimentos. Estas moléculas ayudan a proteger las células de la inflamación, el envejecimiento y otros procesos metabólicos no deseados. Es por eso que los activadores de sirtuina están vinculados a la longevidad y otros beneficios que conocerás en este libro. Y lo que es más importante para ti, ayudan a perder peso. A diferencia de otras dietas de moda, la dieta Sirtfood no se centra en ayudarte a perder peso con algunos trucos. En su lugar, esta dieta te ayudará a comer mejor a largo plazo para que puedas perder el peso extra y mantener un cuerpo saludable sin comprometerlo. Los activadores de Sirtuina están presentes en muchos alimentos diferentes, por lo que podrás disfrutar de una dieta variada.

Junto con los cambios en la dieta, también aprenderás a mejorar tus hábitos alimenticios y tu estilo de vida en general para facilitar el proceso de pérdida de peso. Cualquiera puede seguir la dieta Sirtfood, dado que no es muy restrictiva, ni cara o difícil de seguir. Si tienes alguna condición de salud subyacente, debes consultar primero a tu médico para ver si la dieta es adecuada para ti. De todos modos, esta dieta no tendrá ningún efecto negativo en tu salud.

Este libro te ayudará a aprender todo lo que necesitas saber sobre la dieta Sirtfood. Te ayudará a entender qué son los Sirtfoods (alimentos sirtuinos) y cómo te ayudan. Aprenderás sobre los beneficios diversos de la dieta. También te dirá cómo puedes implementar la dieta con otros cambios positivos en tu estilo de vida, de una manera simple pero efectiva. Más importante aún, este libro contiene varias recetas Sirtfood para ayudarte a empezar. Se asegurará de que prepares comidas deliciosas pero saludables que beneficien tu cuerpo. La información sobre los alimentos Sirt será más que suficiente para ayudarte a comenzar tu cambio: de un estilo de vida poco saludable que te hizo ganar peso a uno saludable con tu cuerpo en mejor forma que nunca.

Varios estudios muestran que a la mayoría de la población le resulta difícil averiguar cómo comer de forma saludable mientras pierde peso. Por eso es importante adoptar una dieta diferente a otros planes de alimentación de moda. Estos son inútiles y a veces incluso dañinos. Cada persona tiene un tipo de cuerpo diferente y algo que funciona para una persona puede no funcionar para otra.

A algunas personas les resulta mucho más fácil perder peso en comparación con otras cuyos cuerpos se obstinan en mantener el peso, incluso si hacen las mismas cosas. Sin embargo, la dieta

Sirtfood puede ayudar a superar estos problemas de una forma mejor. Aunque hayas tenido dificultades para perder peso durante mucho tiempo, las pautas de esta dieta te ayudarán a conseguir resultados. Una vez que combines la dieta Sirtfood con un régimen de ejercicio saludable, no habrá nada que te impida volver a estar en forma. Sin embargo, es posible que aún te preguntes cómo funciona esta dieta y qué hará por ti.

Originalmente, la dieta Sirtfood fue lanzada en 2016 por Aiden Goggins y Glen Matten. Estos dos nutricionistas del Reino Unido escribieron un libro sobre una dieta que, según ellos, activaría el gen de las personas flacas en cualquiera para de esa manera quemar la grasa mucho más rápido. Se volvió popular pronto y celebridades como Adele y Pippa Middleton comenzaron a seguirla. El término Sirt es una forma abreviada de sirtuina, sobre la que aprenderás más adelante. El plan de dieta Sirtfood apunta a ayudar a las personas a perder peso, a tener niveles más altos de energía y a mejorar la salud a largo plazo.

La dieta se basa sobre todo en el consumo de alimentos ricos en activadores de sirtuinas. Las sirtuinas son proteínas del organismo que desempeñan un papel muy importante. Hay siete sirtuinas diferentes presentes en todos los mamíferos: Sirt-1, Sirt-2, Sirt-3, Sirt-4, Sirt-5, Sirt-6 y Sirt-7. Ellas ayudan a proteger las células, reducen los signos de envejecimiento, aumentan la eficiencia energética y también te vuelven más resistente al estrés.

Para beneficiarte de estas sirtuinas, debes consumir alimentos que activen su función. Los dos nutricionistas realizaron muchas investigaciones a lo largo de los años, hasta que descubrieron una lista de alimentos clave y un plan que ayudaría a las personas a beneficiarse de ellos. Según los estudios sobre personas con mayor longevidad del mundo, es evidente que una dieta rica en plantas es un factor importante para una alimentación saludable.

Las personas de estas regiones -las zonas azules-

consumían casi cinco veces la cantidad de alimentos de origen vegetal que las personas de otros lugares. El contenido de polifenoles en este tipo de dieta es un factor importante, pero los fundadores de la dieta Sirtfood descubrieron que ciertos tipos de polifenoles eran más efectivos que otros. Ese pequeño grupo de polifenoles activaba las sirtuinas o genes delgados del cuerpo para imitar los beneficios del ejercicio y el ayuno. Por eso es importante consumir alimentos que tengan más polifenoles activadores de las sirtuinas. Las sirtuinas tienen siete proteínas y se activan cuando se consumen ciertos compuestos vegetales y alimentos. Estos activarán las vías químicas en tu cuerpo que promoverán aún más la pérdida de peso.

Puedes ver la evidencia de los beneficios de los alimentos con sirtuinas al observar las zonas azules en todo el mundo. Son las regiones que han demostrado una mayor longevidad en comparación con otros lugares del globo. Las personas que viven en las zonas azules tienen una vida mucho más larga y saludable. El mayor número de centenarios se encuentra en esas zonas azules. No solo viven más tiempo, sino que también tienen niveles de energía más altos y conservan el vigor durante toda su vida. En contraposición, las personas de otros lugares que siguen un estilo de vida moderno tienden a envejecer mucho más rápido y a enfermarse en sus años avanzados.

Mientras que las personas en otros lugares padecen enfermedades, pierden la energía y tienen una menor calidad de vida a lo largo de los años, ocurre lo contrario con los que viven en las zonas azules. Estas personas muestran menos signos de disminución de sus capacidades cognitivas. Incluso se puede ver a personas de más de cien años caminando por ahí en lugar de estar postradas en la cama. La mayoría de las zonas azules se encuentran alrededor del Mar Mediterráneo, en Japón, Costa Rica e Italia.

Las zonas azules tienen algo en común: su dieta. Las dietas de estas zonas tienen un alto número de Sirtfoods o alimentos activadores. Mientras que las personas asumen que la dieta mediterránea se basa en pasta o pizza, las personas de estas regiones en realidad consumen muy poco de estos alimentos. Los alimentos Sirt como el pescado y el aceite de oliva son más importantes en su dieta diaria. Los japoneses también prefieren los mariscos y consumen mucho té verde, que es rico en antioxidantes. En Costa Rica, el cacao amargo y el café son alimentos comunes. El punto es que las personas de estas zonas azules son un ejemplo de los beneficios de la dieta Sirtfood. Esta dieta no es solo un plan estricto de comidas o un plan de ejercicios. Para ellos, es una forma de vida y la forma en la que comen habitualmente. Es por eso que pueden cosechar todos los beneficios de esta dieta saludable a largo plazo.

La dieta ayuda a identificar un grupo de alimentos que trabaja para activar las sirtuinas en tu cuerpo. Llevar una dieta rica en estos alimentos mostró resultados sorprendentes en las personas que la probaron por primera vez. En promedio, perdieron 3 kilos en una semana. Esto ayudó a que los nutricionistas se dieran cuenta de que la dieta funciona. El gen flacos o Sirt 1 es una sirtuina que ayuda a regular las actividades metabólicas y el almacenamiento de grasa. Así pudieron elaborar un plan de dieta Sirtfood del cual todos podrían beneficiarse.

La dieta Sirtfood no está pensada para ayudar a las personas únicamente a perder peso, sino que también tiene otros beneficios. Aunque no hay muchas pruebas científicas que respalden todas las afirmaciones de la dieta Sirtfood, las personas que la han probado dan fe de su eficacia. Ayuda a regular tanto las funciones metabólicas como las fisiológicas, lo que aumenta la longevidad, reduce la inflamación y mejora la digestión. Ciertos estudios también han demostrado que el gen Sirt ayuda a proteger el sistema cardiovascular del cuerpo debido a su efecto antiinflamatorio. Aunque todavía faltan realizar más investigaciones para confirmar tales afirmaciones, las existentes parecen estar a favor de la dieta Sirtfood.

Capítulo uno:
Beneficios de la dieta Sirtfood

Según varios estudios, la dieta Sirtfood es muy beneficiosa para la salud. Estos son algunos de sus beneficios:

- Los activadores de sirtuina funcionan de manera tal que te permiten suprimir un apetito poco saludable, perder peso y desarrollar músculo. Esta es una de las principales razones por las que las mujeres de todo el mundo han probado esta dieta. Permite perder peso sin pasar hambre o saltarse comidas. Esta dieta también ayuda a sus seguidores a perder peso al tiempo que mantienen o desarrollan pérdida de masa muscular si siguen una rutina de ejercicios correcta. Te permitirá verte tonificada mientras pierdes peso en lugar de verte demasiado delgada o pálida.

Mientras que otras dietas de moda pueden resultar en una gran pérdida de músculo, esta dieta promueve el desarrollo de músculo.

- La dieta también tiene un efecto positivo en tu foco, concentración y memoria.

- Los Sirtfoods pueden ayudar a regular el azúcar en sangre. Algo beneficioso para las personas que padecen o corren el riesgo de sufrir enfermedades como la diabetes tipo 2. La dieta moderna, por otro lado, hace que las personas estén más propensas a problemas con el azúcar en sangre.

- La dieta Sirtfood protege el cuerpo contra el daño de los radicales libres. Estos causan un envejecimiento más rápido y también hacen que el cuerpo sea más propenso a desarrollar enfermedades como el cáncer. Varios estudios han demostrado que el consumo de más alimentos ricos en activadores de la sirtuina puede ayudar a reducir el riesgo de enfermedades crónicas. Frank Hu, profesor de la Universidad de Harvard, también respaldó este beneficio particular de la dieta.

- La dieta es mucho más flexible si se la compara con otras dietas. Tampoco hay que gastar mucho dinero en ingredientes caros. Solo debes consumir alimentos más saludables con alto contenido en activadores de sirtuina. Esto incluye alimentos como plátanos, tomates, cúrcuma, col rizada, etc., que son ingredientes fáciles de encontrar.

- Los alimentos activadores de la sirtuina beneficiarán tu salud aunque no sigas la dieta al pie de la letra. Con solo incorporar más Sirtfoods a tu dieta, aumentarás tu capacidad para quemar grasa y cosecharás otros beneficios de estos activadores de la sirtuina.

Los 10 mejores alimentos Sirt

Chocolate amargo

El chocolate amargo que tiene al menos un 70% de cacao sin procesar es un gran alimento Sirt. Es una rica fuente de flavonoides y es beneficioso para la salud en muchos sentidos. Si eres goloso, puedes comer un bocado de chocolate amargo para controlar los antojos mientras sigues la dieta. También ayuda a aumentar los niveles de serotonina y endorfinas en el cuerpo. El chocolate amargo tiene sustancias químicas que, se dice, reducen el riesgo de enfermedades cardíacas, derrames cerebrales e incluso la presión arterial.

Vino tinto

Un vaso de vino tinto al día es beneficioso para la salud, aunque más de esta cantidad hará más bien daño. El vino tinto tiene antioxidantes y también es antiinflamatorio. Se elabora a partir de las pepitas y las cáscaras de uva y contiene una gran cantidad de polifenoles. También contiene resveratrol, que es bueno para las mujeres. Estos contenidos en el vino tinto ayudan a reducir los niveles de colesterol malo, previenen la formación de coágulos y protegen los vasos sanguíneos. Siempre y cuando se consuma con moderación, el vino tinto es considerado un superalimento.

Cebollas

Las cebollas tienen un alto contenido de antioxidantes y, por lo tanto, estimulan el sistema inmunológico. Las cebollas también tienen mucha vitamina C. Son muy bajas en calorías pero añaden sabor a cualquier comida. Contienen quercetina, que es un compuesto que puede ayudar a proteger tu cuerpo contra ciertos tipos de cáncer.

Té verde

El té verde es una de las pocas bebidas aptas para la dieta Sirtfood. Es un superalimento con una gran cantidad de antioxidantes. Ayuda a proteger las células del cuerpo del daño. Las catequinas del té verde mejoran las tasas metabólicas y promueven la pérdida de peso. El té verde

Matcha es la forma más beneficiosa que se puede consumir y es muy popular en Japón.

Arándanos

Los arándanos son otro alimento con un alto contenido de antioxidantes. Tiene muchos beneficios, como reducir la inflamación, los signos de envejecimiento, los niveles de colesterol malo y también quemar grasa. Este Sirtfood es rico en fitonutrientes y puedes disfrutarlo como un bocadillo diario.

Café

En la dieta Sirtfood no tienes que eliminar el café, siempre y cuando no añadas aditivos como el azúcar. Una taza de café te dará energía y aumentará tu resistencia. También tiene el potencial de mejorar la función cerebral y proteger contra ciertas enfermedades.

Perejil

El perejil tiene una gran cantidad de clorofila, que tiene grandes propiedades antioxidantes. También contiene ácido alfa-linolénico, que reduce el riesgo de enfermedades cardíacas. El perejil es un gran ingrediente para aquellos que tienen artritis o muestran signos tempranos de ella. Contiene luteolina, que es buena para mantener la salud de los ojos.

Cúrcuma

La cúrcuma es un superalimento que tiene varias propiedades beneficiosas. Funciona como antiséptico y también es antiinflamatorio. Esta especia es rica en antioxidantes. La cúrcuma contiene un compuesto llamado curcumina, que le da el color amarillo y también ayuda a prevenir el cáncer, el Alzheimer y los coágulos de sangre.

Aceite de oliva

El aceite de oliva es un ingrediente apto para la dieta Sirtfood mejor que otros aceites refinados. Ayuda a reducir los niveles de colesterol malo. También contiene muchos ácidos grasos monoinsaturados, lo que ayuda a regular el azúcar en sangre y la insulina. Puede agregarse a las ensaladas o utilizarse para freír alimentos sin agregar demasiadas calorías a la ingesta diaria.

Otros ingredientes de la dieta Sirtfood son:

- los verdes como la col rizada, los espárragos, el bok choy o pak choi, el brócoli, los berros, las espinacas, el apio, el perejil

- las frutas como las moras, las ciruelas negras, las uvas moradas, los arándanos, las frambuesas, las fresas, las moras, las manzanas, el kiwi, los dátiles Medjool, los limones, las granadas

- los vegetales como los chalotes, las cebollas blancas, las alcaparras, las aceitunas, las alcachofas, la rúcula, el ajo, las cebollas moradas, las algas, la espirulina, el rábano picante, las setas crimini, la col, el pepino, el edamame, el tomate, el jengibre, los pimientos, las judías natto, la remolacha

- las especias como el chile, las alcaparras, el clavo, el comino, la canela

- las nueces y semillas como almendras, castañas, pecanas, pistachos, semillas de girasol, nueces

- las hierbas como el eneldo, el orégano, la salvia, el cebollino, la menta, el tomillo, la albahaca, el romero

- las bebidas como el café negro, el té verde, el agua, los jugos verdes frescos

- otros alimentos como la soja, el trigo sarraceno, la quinua, el aceite de oliva

Plan de dieta Sirtfood

Con la lista de los alimentos Sirt proporcionada arriba, puedes crear un plan de alimentación a medida mientras sigues la dieta Sirtfood.

Fase 1

Esta es la fase de hiperéxito. Durará siete días. Durante tres días, tienes que limitarte a 1000 calorías. Esos días, puedes tomar tres jugos verdes con una comida rica en alimentos Sirt. Durante los siguientes cuatro días, puedes consumir 1500 calorías. Esos días puedes disfrutar de dos comidas ricas en alimentos Sirt y dos jugos verdes.

Fase 2

Esta es la fase de mantenimiento. Durará 14 días y es durante esta fase que perderás peso de manera constante. Estos días consumirás un jugo verde y tres comidas ricas en alimentos Sirt.

Después de las dos fases

Una vez completadas las dos primeras fases de la dieta Sirtfood, puedes ser menos estricto en el seguimiento de la dieta. Las dos fases iniciales ayudan a poner en marcha sus efectos en tu cuerpo. Después de estas tres semanas, se te alienta a seguir consumiendo una dieta rica en alimentos Sirt junto con un vaso de jugo verde todos los días. Puedes usar la lista de alimentos Sirt para guiarte, además de las recetas del libro para inspirarte. Empezarás a observar una pérdida de peso sostenible durante las primeras semanas, pero si sigues consumiendo una dieta rica en alimentos Sirt, la pérdida de peso continuará. La dieta no es un plan aislado que tengas que dejar después de tres semanas para volver a tus viejos hábitos alimenticios. Dejarla de manera abrupta hará que vuelvas a engordar y también evitará que aproveches los otros beneficios de la dieta. Sin embargo, al incorporar una versión más simple de la dieta, con más alimentos Sirt en tus hábitos alimenticios regulares, podrás ver los beneficios a largo plazo.

Este es un ejemplo de un día en la dieta Sirtfood:

- Desayuno: yogur de soja cubierto con nueces picadas y bayas mixtas.

- Almuerzo: ensalada de col rizada, apio, perejil y manzana. Cúbrela con nueces. Rocía un poco de jugo de limón y aceite de oliva sobre la ensalada.

- Merienda: jugo verde hecho con apio, col rizada, manzana verde, jengibre, matcha, etc.

- Cena: fideos de alforfón hechos con col rizada y gambas salteadas.

Capítulo dos:
Dieta Sirtfood y ejercicio

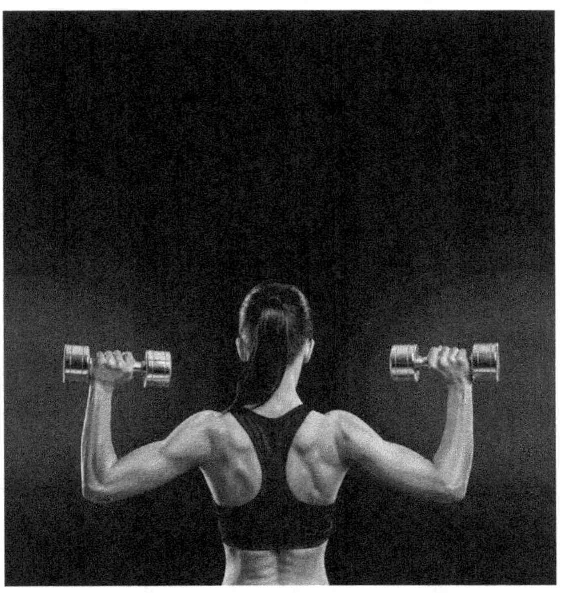

Si quieres ver resultados reales, no basta con cambiar tu dieta. Necesitas empezar a hacer ejercicio de manera regular para ayudar a tu cuerpo a quemar grasa, generar músculo y mantenerte sano durante más tiempo. Sentarte en el escritorio durante horas o seguir un estilo de vida sedentario solo te perjudicará.

El cuerpo humano necesita ejercicio adecuado para mantenerse funcional y en buena forma. Si comes mucho, pero tus niveles de actividad son bajos, el cuerpo no tiene forma de quemar energía. Así, la comida se almacena en forma de grasa y aumenta tu peso corporal. Por eso, un estilo de vida sedentario genera sobrepeso. Sin embargo, si estás activo a lo largo del día, el cuerpo quemará más energía y te ayudará a perder peso. Si haces ejercicio mientras sigues las dietas de las sirtuinas, puedes aumentar el proceso de quema de grasa ya iniciado por las sirtuinas.

Sin embargo, es mejor reducir o dejar de hacer ejercicio durante la primera fase de la dieta Sirtfood. Esto se debe a que la ingesta de pocas calorías puede no ser suficiente para que tengas energía para un alto nivel de actividad. Hacer ejercicio aumentará el riesgo de experimentar mareos y fatiga. Puedes aumentar tu actividad en la tercera semana y hacer ejercicio normal después de las dos primeras fases de la dieta.

Si deseas llevar una vida saludable, el ejercicio debe formar parte de tu rutina diaria. No es necesario hacer ejercicio todos los días de la semana, aunque se recomienda por lo menos cinco días. Tampoco es necesario seguir un régimen de entrenamiento extremadamente duro. Distintas formas de ejercicio te permitirán quemar el peso extra. Nadar, correr, montar en bicicleta y practicar deportes como el baloncesto o el tenis son una excelente forma de quemar muchas calorías en poco tiempo. También puedes alternar con ejercicios más livianos como una caminata o algo de yoga, que es de ritmo lento pero muy efectivo.

Si en verdad quieres que tu cuerpo entre en el modo de quemar grasa, existen rutinas de entrenamiento excelentes que puedes seguir en línea o ingresando en un gimnasio. Siempre y cuando mantengas tu cuerpo en movimiento, podrás quemar calorías. Si te saltas algunos días de ejercicio, no permitas que eso te desmotive. Siempre puedes volver a encarrilarte. Los alimentos Sirt te ayudarán a ver los resultados rápido y eso funcionará como una motivación para ayudarte a seguir un estilo de vida más saludable.

Mientras haces ejercicio, debes asegurarte de agregar proteínas a tu dieta. Toma algo de proteína una hora después de terminar tu entrenamiento. Aunque el ejercicio puede causarle dolor y tensión a tus músculos, la proteína ayudará a repararlos y a en su recuperación. Las recetas con una cantidad alta de proteínas son perfectas para una merienda o una comida después del entrenamiento. Por ejemplo, puedes preparar chili con carne Sirt o una ensalada con pollo y vegetales. Si prefieres un batido después del entrenamiento, mezcla los vegetales con arándanos y añade una cucharada de proteína en polvo. Depende de ti elegir el tipo de entrenamiento que prefieres.

La dieta Sirtfood te ayudará a cambiar tus hábitos alimenticios, quemar grasa y mejorar tu salud en general. Quizás la dieta te parezca un desafío en la fase inicial, pero se vuelve mucho más fácil después. El único detalle al que debes prestar atención es a incluir alimentos Sirt en tu dieta. Tu cuerpo tardará un poco en adaptarse, por lo que tienes que ser amable contigo mismo. No hagas demasiado ejercicio ni te esfuerces durante este período. Puedes implementar una rutina de entrenamiento de a poco y aumentar el nivel de intensidad después de las dos primeras semanas. Este cambio en la dieta, junto con el ejercicio regular, te ayudará a perder peso, aumentar tus niveles de energía a lo largo del día y dormir mejor por la noche. La efectividad de la dieta difiere en cada individuo y también depende de cuánto se esfuerce para ver los resultados.

Ejercicios de peso corporal

Si prefieres trabajar en casa sin equipo o ir al gimnasio, los ejercicios de peso corporal son muy efectivos. Han sido probados por muchos expertos en fitness y te ayudan a quemar grasa mientras generas músculo. A diferencia de las pesas reales, estos ejercicios no harán que tu cuerpo se agrande de una manera no deseada. En cambio, observarás cómo tu cuerpo se tonifica lentamente y recupera su forma.

El entrenamiento con peso corporal tiene muchos beneficios:

- Acelerará la pérdida de peso

- Ralentiza el proceso de envejecimiento

- Te ayudará a mejorar tu rendimiento en cualquier deporte

- Aumentará la confianza en ti mismo

- Ayuda a reducir los cambios de humor

- Reducirá el riesgo de enfermedades

- Se puede hacer en cualquier lugar y momento

- Ayuda a mejorar la movilidad, la fuerza y la estabilidad

Antes de comenzar el entrenamiento con peso corporal, una buena idea es planificar la sesión de ejercicios. Primero, tienes que decidir la frecuencia de tus sesiones de entrenamiento. Anota el número de series o repeticiones que quieres hacer de un ejercicio en particular. La intensidad del entrenamiento también variará.

Una sesión de entrenamiento de alta intensidad a intervalos será extremadamente intensa, pero durará unos 20 minutos. Una sesión de entrenamiento de baja intensidad debe ser de mayor duración para compensar el menor nivel de actividad. En general, debes tratar de entrenar de 3 a 5 veces por semana. Esto significa que te ejercitarás de 3 a 5 horas por semana. Al menos dos de estos entrenamientos deben centrarse en el entrenamiento de la fuerza. También debes hacer un entrenamiento cardiovascular de moderado a intensivo durante cada sesión. Si deseas utilizar la dieta Sirtfood y el entrenamiento de peso corporal para maximizar la pérdida de peso, debes esforzarte más para quemar más calorías.

Aunque el entrenamiento a intervalos de alta intensidad es excelente para perder peso, no debe realizarse todos los días. Alterna estas sesiones con ejercicios de menor intensidad. Debes ajustar tu dieta para asegurarte de consumir la cantidad de calorías que realmente necesitas. La pérdida de peso requiere un déficit de calorías pero de una manera saludable. Si llevas una dieta equilibrada, con un buen régimen de entrenamiento y sueño adecuado, tu salud mejorará en poco tiempo.

Los siguientes son ejercicios de peso corporal para regiones específicas de tu cuerpo:

Todo el cuerpo

- Tijeras
- Rodillas altas
- Escaladores
- 4 cuentas de burpees
- Burpees planos
- Star jacks
- Saltos Tuck

Abdominales

- Tablón alto
- Tablón lateral alto
- Tablón bajo
- Tablón lateral bajo
- Sit-ups o sentadillas
- Abdominales Crunch
- Crunch de bicicleta
- Elevación de las cuatro extremidades
- Levantamiento de piernas
- Patadas de tijera
- Limpiaparabrisas

Espalda

- Superman
- Jalón de Superman
- Puente
- Elevación de las cuatro extremidades

- Tablón bajo

- Puente con una sola pierna

- Prono X

- Levantamiento de una sola pierna

- Deslizadores laterales de pared

Pecho

- Flexiones

- Flexiones de rodilla

- Flexiones amplias

- Flexiones cocodrilo

- Flexiones Comando

- Flexiones de Plyo

- Flexiones de una sola pierna

Glúteos

- Abducción de cadera

- Cruce de piernas dobladas

- Puente

- Puente de una sola pierna

- Arremetida con reverencia

- Patadas de burro

- Sentadillas de pistola

- Saltos laterales

- Sentadillas Plie

- Levantamiento de pierna para abductores

Brazos y hombros

- Bajadas del tríceps

- Flexiones de carpa

- Flexiones en pica con una sola pierna

- Flexiones de rodilla

- Flexiones estrechas

- Flexiones inclinadas de pared

Pantorrillas

- Levantamiento de pantorrilla

- Levantamiento de pantorrilla hacia adentro

- Levantamiento de pantorrilla hacia afuera

Piernas / Muslos

- Sentadillas
- Sentadillas con salto
- Sentadillas pequeñas
- Sentadillas Pistol
- 180 sentadillas con salto
- Estocadas laterales
- Estocadas hacia atrás
- Estocadas con salto
- Sentadillas SL
- Sentadillas en la pared
- Estocadas hacia adelante
- Estocadas de reverencia
- Peso muerto con una pierna

Puedes buscar cualquiera de estos ejercicios en línea para obtener instrucciones o incluso videos que te guíen. Solo asegúrate de seguir las pautas para practicarlos de la manera correcta y no lesionarte. Además, recuerda calentar antes de tu entrenamiento y estirar una vez que hayas terminado. Si no lo haces, terminarás cansado e incluso puedes lesionarte. Recuerda no esforzarte demasiado al inicio. Con el tiempo, podrás aumentar la intensidad y la duración de tus entrenamientos. Recuerda concentrarte en todo el cuerpo; no hagas ejercicios para una parte específica del cuerpo durante mucho tiempo. La concentración en todo el cuerpo te ayudará a tonificar todo el cuerpo y perder peso de manera proporcionada. Con el aumento en la ingesta de los alimentos Sirt y el entrenamiento de peso corporal, tu cuerpo estará en su peso ideal y saludable muy pronto.

Capítulo tres:
El estilo de vida Sirtfood

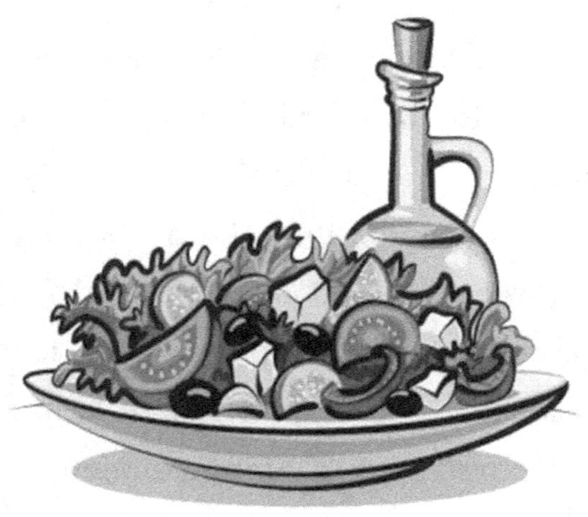

Como ya habrás comprendido, la dieta Sirtfood es más bien un estilo de vida. Necesitas ajustar tu dieta y también hacer ejercicio de manera regular para ver que funciona. Sin embargo, hay otros cambios pequeños que tendrás que tener en cuenta. Si puedes implementar todos los consejos dados aquí, seguirás el estilo de vida Sirtfood con éxito.

Actitud mental

No esperes el momento perfecto para empezar la dieta. Una vez que hayas leído este libro, sabrás lo suficiente para empezar. Cuanto antes empieces, más rápido verás los resultados. Si te demoras, el momento ideal no llegará nunca. Necesitas estar decidido a prestarte atención a ti mismo durante las tres semanas completas de la dieta. Una vez que lo hayas logrado, recuerda seguir las pautas básicas incluso después de las tres semanas. Tu mentalidad jugará un papel importante en esto. Solo tú puedes esforzarte para llevarlo a cabo.

Dormir correctamente

Tener un horario de sueño saludable es crucial para un cuerpo sano y un estilo de vida saludable. Necesitas fijar una hora para acostarte y otra despertarte todos los días. No sirve la excusa de tener mucho trabajo para quedarte despierto hasta tarde. Puedes hacerlo levantándote temprano. Las personas con un horario poco adecuado de sueño tienden a tener malos hábitos alimenticios, antojos poco saludables y a aumentar de peso más rápido. Si duermes mejor, tendrás más energía durante el día y eso también te ayudará a tomar mejores decisiones para tu salud.

Controla tus porciones

Esta dieta no dicta el tamaño de las porciones, pero es necesario comer de manera correcta. Si comes demasiado, dañarás tu cuerpo. Elige un plato más pequeño, de esta manera te sentirás satisfecho con solo ver el plato lleno de comida en lugar de uno grande con más comida. Comer despacio también te ayudará a prestarle más atención a la señal que tu cerebro te envía cuando estás satisfecho. Si comes demasiado rápido, terminarás ingiriendo mucho más de lo que realmente necesitas para satisfacer tu hambre. Controlar las porciones también te ayudará a tener más control sobre el consumo de calorías.

Red de apoyo

Si te resulta difícil seguir una dieta, consigue que

alguien lo haga contigo, o que te mantenga motivado. Tener una red de apoyo será alentador e incrementará la probabilidad de que sigas la dieta.

Estos consejos pueden ser sencillos, pero son algo que muchas personas no siguen en su vida diaria. Ser más consciente de tu estilo de vida te ayudará a mejorar tu calidad de vida.

Precauciones

Como en cualquier dieta nueva, debes tener precaución cuando empieces la dieta Sirtfood. La primera fase de la dieta reducirá en gran medida la cantidad de calorías que consumes en un día, algo que es motivo de preocupación para algunas personas. Quizás te preguntes si tu cuerpo estará recibiendo la nutrición y la energía adecuadas si comes de esa manera. Sin embargo, esta ingesta reducida de calorías es solo por un par de días y, por lo tanto, no tendrá ningún impacto serio en tu salud. Solo será motivo de preocupación si tienes ciertas condiciones de salud subyacentes que requieren que comas de una manera específica que no condice con la dieta Sirtfood.

Por ejemplo, la dieta provoca cambios en los niveles de azúcar en sangre de una manera que podría ser perjudicial para los pacientes con diabetes tipo 2. Por eso es importante consultar primero con un profesional médico para estar segurote de que podrás seguir la dieta. Incluso el médico puede ayudarte a ajustar la dieta de una forma más adecuada para tu cuerpo. Si no tienes problemas de salud, lo único que tienes que combatir en la primera fase son el hambre y los antojos. A las personas que tienden a comer mucha cantidad de comida o a consumir demasiada azúcar les resultará difícil hacer el cambio de manera repentina. Sin embargo, esta restricción calórica es fácil de superar ya que dura pocos días.

Otra razón por la que podrías sentir hambre es que consumirás muchos jugos que carecen de la fibra que te ayuda a mantenerte satisfecho. Los otros efectos secundarios de esta dieta son de corta duración y no son motivo de preocupación.

Es posible que experimentes mareo, irritabilidad o fatiga por la restricción de calorías. Dado que la dieta dura solo tres semanas, no experimentarás ningún impacto serio en tu salud, incluso si percibes estos efectos secundarios. Muchas personas superan estos efectos secundarios y pueden hacer la transición a la dieta Sirtfood sin demasiado esfuerzo. Lo único para lo que necesitas estar preparado al inicio es para combatir los antojos o el hambre.

Capítulo cuatro: Recetas para el desayuno

Frittata de coliflor y col rizada con jugo verde

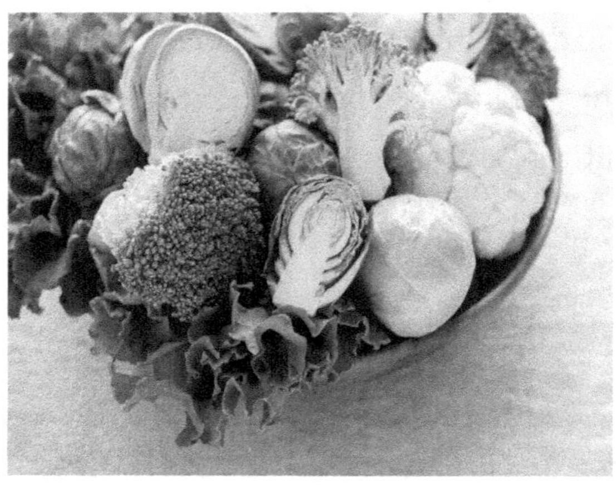

Tiempo de preparación: 10 minutos

Tiempo de cocción: 25 minutos

Porciones: 4

Valores nutricionales por porción: ¼ ración con un vaso de jugo

Frittata | Jugo verde

Calorías – 153,1 | Calorías - 101

Grasas – 5,9 g | Grasas - 1 g

Carbohidratos - 6,1 g | Carbohidratos - 21 g

Proteínas - 19,6 g | Proteínas - 5 g

Ingredientes:

<u>Para la frittata:</u>

- 2 tazas de coliflor picada

- 4 huevos grandes

- 12 claras de huevo grandes

- 2 cucharadas de leche

- 2 tazas de col rizada rallada, desecha las costillas y los tallos duros antes de picar.

- ½ cucharadita de ajo en polvo

- 3 cucharaditas de queso parmesano rallado

- ½ taza de agua

- Pimienta a gusto

- 1 cucharadita de tomillo seco

- Sal a gusto

Para el jugo verde:

- 300 grs de hojas de col rizada

- Un puñado de perejil

- 2 manzanas verdes descarozadas en rodajas

- Jugo de 2 limones

- 130 grs de rúcula

- 8 ramitas de apio picadas

- Jengibre en rodajas de 5 cm

- 2 cucharaditas de polvo de té verde matcha

Preparación:

1. Reúne todos los ingredientes para el jugo verde y déjalos a un lado.

2. Para hacer la frittata: coloca una sartén de hierro o una sartén para horno a fuego medio-alto.

3. Coloca la coliflor en la sartén. Vierte agua y cocina hasta que esté tierna.

4. Mientras, bate en un tazón los huevos, las claras, la sal, la pimienta y la leche. Puedes usar un batidor eléctrico. Bate la mezcla hasta que quede bien espumosa, al menos 2 o 3 minutos.

5. Añade el ajo en polvo, la col rizada y el tomillo a la sartén y revuelve bien. Una vez que la col rizada se marchite, retira los vegetales de la sartén y colócalas en el bol con la mezcla de huevo. Revuelve bien.

6. Rocía la sartén con rocío vegetal y vierte la mezcla de huevo. No revuelves todavía.

7. Esparce el queso parmesano encima. Tapa la sartén. Cocina hasta que se vea firme en los bordes. Apaga el fuego.

8. Mientras, coloca el horno en modo asado. Coloca la parrilla 15 cm debajo del calefactor, precalienta el horno a fuego alto.

9. Pon la sartén en el horno y asa hasta que se asiente en el medio. Debería llevar de 7 a 10 minutos.

10. Retira la sartén del horno y déjela enfriar 5 minutos. Corta en 4 porciones iguales.

11. Mientras se enfría la frittata, has el zumo verde poniendo en un exprimidor la col rizada, el perejil, la lechuga, el jengibre, las manzanas y el apio.

12. Añade el jugo de limón y el polvo de té verde matcha y revuelve.

13. Viértelo en 4 vasos y sírvelo junto con la frittata.

Muffins de arándanos y trigo sarraceno con batido de café

Tiempo de preparación: 10 minutos

Tiempo de cocción: 17 minutos

Porciones: 5

Valores nutricionales por porción: 1 muffin con 1 batido

Muffin | Smoothie

Calorías - 150 | Calorías - 148

Grasas - 8 g | Grasas – 8,4 g

Carbohidratos - 17 g | Carbohidratos - 17 g

Proteínas - 3 g | Proteínas - 4,2 g

Ingredientes:

Para los muffins, ingredientes secos:

- ¼ taza de harina de trigo sarraceno

- 1 cucharada de harina de arrurruz

- 3 cucharadas de harina de almendras

- ½ cucharadita de polvo de hornear

- 1 cucharadita de azúcar de coco

- ¼ cucharadita de sal marina

<u>Para los muffins, ingredientes húmedos:</u>

- 1 huevo

- 1 cucharada de miel

- ½ taza de arándanos, frescos o congelados +10 - 12 extra para cubrir

- ½ plátano maduro pequeño triturado

- 2 cucharadas de mantequilla derretida

- ¼ cucharadita de extracto de vainilla

<u>Para los muffins, cobertura de streusel:</u>

- ½ cucharada de almendras cortadas

- ¼ cucharada de azúcar de coco

- ¼ cucharadita de canela molida o en polvo

- ¼ cucharada de harina de trigo sarraceno

- ¼ cucharada de mantequilla derretida

- Una pequeña pizca de sal marina

<u>Para el batido de café:</u>

- 5 cucharadas de café molido (no use café instantáneo)

- 2 ½ cucharaditas de extracto de vainilla

- 1 ¼ tazas de café preparado frío

- 5 cucharadas de miel pura

- 4 ½ tazas de leche de almendras sin azúcar

- 2 ½ plátanos maduros, en rodajas congeladas

- Cubos de hielo, cantidad necesaria

Preparación:

1. Precalienta el horno a 350°F o 180 C°.

2. Para hacer los muffins: coloca todos los ingredientes secos, es decir, harinas, azúcar de coco, sal y polvo de hornear en un tazón y mezcla bien.

3. Pon el huevo, la miel, el plátano y la vainilla en otro tazón y bate hasta que estén bien mezclados. Vierte esta mezcla

en el tazón de los ingredientes secos y bate hasta que estén unidos, asegurándote de no mezclarlos demasiado.

4. Añade los arándanos y pliega suave.

5. Engrasa 5 tazas para muffins con un poco de aceite de oliva en aerosol.

6. Divide la masa entre las tazas.

7. Para hacer el topping del streusel: añade las almendras, el azúcar, la harina de trigo sarraceno, la canela, la mantequilla y la sal en un bol y mezcla todo bien. Esparce esta mezcla sobre la masa. Coloca 2 o 3 arándanos encima, en cada taza.

8. Coloca las tazas para muffins en el horno y hornea durante 20 minutos. Puedes comprobar su cocción insertando un palillo en el centro de los panecillos. Cuando saques el palillo, no debe tener ninguna partícula pegada. Si hay partículas pegadas, hornea unos minutos más.

9. Una vez horneados, saca las tazas de los muffins del horno y déjalas enfriar.

10. Pasa un cuchillo por los bordes para aflojarlos. Colócalos en un plato.

11. Unos minutos antes de servir, prepara el batido. Para ello, coloca el café molido, el café preparado, la leche, los cubos de hielo, la vainilla, la miel y el plátano en una licuadora.

12. Licua hasta que quede suave.

13. Viértelo en 5 vasos y sírvelos junto con los muffins.

Tazones de burrito de tofu para el desayuno

Tiempo de preparación: 15 minutos

Tiempo de cocción: 30 minutos

Porciones: 2

Valores nutricionales por porción:

Calorías – 579,2

Grasas – 39,6 g

Carbohidratos - 59,2 g

Proteínas - 22 g

Ingredientes:

Para el revuelto de tofu:

- 2 cucharadas de aceite de oliva

- Sal a gusto

- 260 grs onzas de tofu extra firme escurrido en cubos

- Pimienta a gusto

- 1 cucharadita de ajo en polvo

- 1 cucharadita de cebolla en polvo

- 2 cucharaditas de jugo de limón fresco

Para las judías:

- 2/3 de taza de cebolla morada finamente picada

- ¾ cucharada de aceite de oliva

- Sal a gusto

- ¼ cucharadita de cúrcuma en polvo

- 1 chile jalapeño picado, sin semillas

- 2 dientes de ajo pelados y picados

- 1 cucharadita de comino molido

- 1 1/3 tazas de tomates picados

- Un puñado de cilantro fresco picado

- 2/3 de lata (de una lata de 440 grs) de judías negras escurridas, enjuagadas

Para servir:

- 1 taza de patatas cocidas y doradas

- Jugo de limón para rociar

- 2/3 de aguacate pelado, sin carozo, en rodajas

- Salsa picante a gusto

- Un puñado de cilantro fresco picado

Preparación:

1. Coloca una sartén pesada a fuego medio-alto. Añade 1 ½ cucharadas de aceite. Una vez que el aceite esté caliente, agrega el tofu, la sal y la pimienta y cocina hasta que dore. Revuelve con frecuencia.

2. Agrega la cúrcuma en polvo, el ajo en polvo y la cebolla en polvo y revuelve durante unos minutos.

3. Agrega ½ cucharada de aceite y el jugo de limón y mezcla bien. Apaga el fuego pasados 5 minutos. Revuelve con frecuencia durante ese tiempo.

4. Para las judías: coloca otra cacerola a fuego medio-alto. Es mejor usar una cacerola de fondo grueso.

5. Vierte aceite en ella. Cuando el aceite esté caliente, agrega la cebolla, la sal y los jalapeños y cocina hasta que la cebolla se vuelva rosada.

6. Añade el ajo y saltéalo unos segundos hasta que sientas un aroma agradable en el aire.

7. Añade el comino y los tomates. Agrega un poco de sal a gusto. Cocina hasta que los tomates estén blandos.

8. Añade el jugo de limón y el cilantro. Cocina un par de minutos.

9. Añade las judías y caliéntalas bien, revolviendo con frecuencia.

10. Para montar: divide las patatas en dos tazones. Divide las judías en los tazones sobre las patatas.

11. Esparce el aguacate encima. Rocía el jugo de limón y la salsa picante. Adorna con cilantro y sirve.

Huevos benedictinos de salmón ahumado con café helado

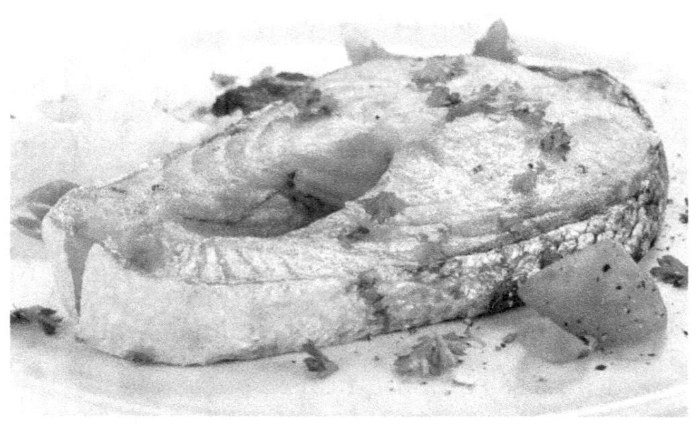

Tiempo de preparación: 35 minutos

Tiempo de cocción: 5 minutos

Porciones: 4

Valores nutricionales por porción:

Huevos Benedictinos | Café helado.

Calorías - 388 | Calorías - 28

Grasas - 17,2 g | Grasas - 1,3 g

Carbohidratos - 31,5 g | Carbohidratos - 1 g

Proteínas - 350 g | Proteínas - 0,6 g

Ingredientes:

<u>Para los huevos benedictinos de salmón ahumado:</u>

- 8 huevos grandes

- ½ taza de queso crema

- 4 cucharaditas de alcaparras

- Pimienta a gusto

- 4 panecillos ingleses cortados al medio

- 170 grs de salmón ahumado

- 1 cebolla morada cortada en rodajas finas

<u>Para la salsa holandesa de limón:</u>

- 4 yemas de huevo grandes

- ¼ taza de mantequilla

- Sal a gusto

- 4 cucharadas de agua

- 4 cucharaditas de jugo de limón fresco

<u>Para el café helado:</u>

- 1 taza de café frío preparado

- Cubos de hielo, cantidad necesaria

- 1 taza de leche a elección

- 2 cucharaditas de extracto de vainilla

Preparación:

1. Para hacer la salsa holandesa: mezcla las yemas y el agua en una cacerola.

2. Enciende una llama media-alta.

3. Mantén la sartén 2 centímetros por encima de la llama y bate constantemente hasta que esté caliente.

4. Bate la mantequilla. Sigue batiendo hasta que la salsa espese. Asegúrate de no colocar en ningún momento la sartén sobre el quemador.

5. Añade el jugo de limón y sal a gusto y bate bien. Ahora coloca la cacerola en la mesada.

6. Para escalfar los huevos: vierte agua en una cacerola y coloca la cacerola a fuego alto.

7. Cuando empiece a hervir, baja la llama y rompe los huevos en la cacerola. Escalfa durante 4 minutos.

8. Mientras, tuesta los panecillos en una tostadora hasta que estén crujientes. Esparce el queso crema sobre la parte cortada de los panecillos y una cantidad igual de salmón en la mitad inferior de cada uno de los panecillos.

9. Retira los huevos de la olla y coloca un huevo sobre el salmón. Cubre con la mitad superior de los panecillos y sirve con café helado.

10. Para hacer café helado: separa la leche, el café y la vainilla en dos vasos altos. Revuelve bien.

11. Añade cubos de hielo y sirve.

Receta de tazas de huevo y col rizada

Tiempo de preparación: 10 minutos

Tiempo de cocinar: 35 minutos

Porciones: 6

Valores nutricionales por porción: 1 taza

Calorías - 146

Grasas - 8 g

Carbohidratos - 10 g

Proteínas - 10 g

Ingredientes:

- ½ cucharada de aceite de oliva

- 2 dientes de ajo, pelados y picados.

- 110 grs de salchichas de pollo calientes

- Sal a gusto

- 1 taza de col rizada

- 3 huevos o ¾ taza de sustituto de huevo

- ½ cebolla morada mediana, finamente picada

- 110 grs de hongos cortados en rodajas finas

- 15 grs de tomates secados al sol, finamente picados

- 110 grs de queso feta desmenuzado

- Pimienta a gusto

Preparación:

1. Precalienta el horno a 350°F o 180° C.

2. Prepara 6 tazas para panecillos rociándolos con rocío vegetal.

3. Coloca una sartén a fuego medio. Añade aceite. Cuando el aceite esté caliente, agrega la cebolla y cocínala hasta que esté rosada.

4. Añade el ajo y cocina un minuto.

5. Añade los champiñones y revuelve. Cocina hasta que estén ligeramente dorados.

6. Añade la salchicha y cocina hasta que dore, demenuzándola al tiempo que se cocina.

7. Agrega los tomates secos y la col rizada y cocina un par de minutos.

8. Retira la cacerola del fuego. Añade el queso feta y mézclalo bien.

9. Divide la mezcla en las tazas para panecillos ya preparadas.

10. Añade un huevo batido en cada taza. Agrega sal y pimienta a gusto y revuelve ligeramente.

11. Pon los panecillos en el horno y hornéalos de 25 a 30 minutos. Para la comprobación, inserta un palillo en el centro de los panecillos. Si al levantar el palillo no tiene ninguna partícula pegada, entonces está bien cocido. Si tiene partículas, hornea unos minutos más.

12. Una vez horneados, saca los moldes de los

panecillos del horno y déjalos enfriar unos minutos.

13. Retira los panecillos de las tazas.

14. Sirve caliente.

Capítulo cinco:
Recetas para el almuerzo

Ensalada de col rizada, quinua y aguacate con vinagreta de limón Dijon

Tiempo de preparación: 25 minutos

Tiempo de cocción: 15 minutos

Porciones: 2

Valores nutricionales por porción:

Calorías – 342,5

Grasas – 20,3 g

Carbohidratos - 35,4 g

Proteínas - 8,9 g

Ingredientes:

Para la ensalada:

- 1/3 de taza de quinua

- ½ manojo de col rizada demenuzada: descartar los tallos duros

- ¼ taza de pepino picado

- 1 cucharada de cebolla morada picada

- 2/3 de taza de agua

- ¼ de aguacate pelado, sin carozo, cortado en cubos

- 3 cucharadas de pimiento rojo picado

- ½ cucharada de queso feta desmenuzado

Para el aderezo:

- 2 cucharadas de aceite de oliva

- ¾ cucharada de mostaza de Dijon

- Pimienta a gusto

- 1 cucharada de jugo de limón

- Sal a gusto

Preparación:

1. Para cocinar la quinua: Pon la quinua y el agua en una cacerola. Coloca la cacerola a

fuego medio-alto. Una vez que comience a hervir, baja el fuego a medio-bajo y cocina tapada hasta que se seque. Apaga el fuego y deja que enfríe.

2. Mientras, cocina al vapor la col rizada. Para ello, vierte 20 ml de agua en la cacerola. Coloca la cacerola a fuego medio. Cuando empiece a hervir, coloca la col rizada y cocina al vapor.

3. Cúbrela y cocina de 45 a 60 segundos. Distribuye la col rizada en una bandeja para servir.

4. Distribuye la quinua con un tenedor y extiéndela sobre la col rizada. Esparce pimiento, aguacate, cebolla, pepino y queso feta encima.

5. Para hacer el aderezo: pon aceite, mostaza de Dijon, pimienta, jugo de limón y sal en un tazón.

6. Bate hasta que emulsione.

7. Coloca el aderezo sobre la ensalada y sirve.

Ensalada de col rizada con manzanas y pollo

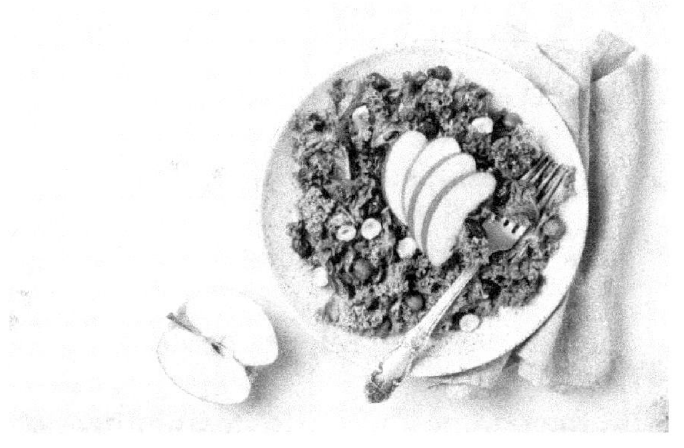

Tiempo de preparación: 10 minutos

Tiempo de cocción: 20 minutos

Porciones: 2

Valores nutricionales por porción:

Calorías - 362

Grasas - 21 g

Carbohidratos - 28 g

Proteínas - 19 g

Ingredientes:

<u>Para la ensalada:</u>

- 2 ½ tazas de col rizada desmenuzada, descartar los tallos duros

- ½ manzana, sin carozo, en cubitos

- 2 cucharadas de pasas de uva

- 2 cucharadas de nueces picadas

- ¾ taza de pollo cocido desmenuzado

- 2 cucharadas de cerezas secas

- 1 cebolla morada pequeña cortada en rodajas finas

<u>Para la vinagreta de sidra de manzana:</u>

- 3 cucharadas de aceite de oliva extra virgen

- ½ cucharada de miel

- Sal a gusto

- 2 dientes de ajo pequeños, pelados y picados.

- 2 cucharadas de vinagre de sidra de manzana

- ¼ cucharadita de mostaza de Dijon

- Pimienta a gusto

Preparación:

1. Para hacer el aderezo: coloca el aceite, la miel, la sal, el ajo, el vinagre, la mostaza y la pimienta en un tarro pequeño.

2. Sujeta la tapa y agítalo con energía hasta que esté bien mezclado. Deja a un lado para que los sabores se fusionen.

3. Coloca la col rizada en un recipiente para servir. Añade el pollo, las cerezas secas, la cebolla, la manzana, las pasas y las nueces y mezcla bien.

4. Vierte la vinagreta de sidra de manzana sobre ella. Mezcla bien.

5. Coloca igual cantidad en dos platos y sirve.

Penne de pollo y vegetales con pesto de perejil y nueces

Tiempo de preparación: 10 minutos

Tiempo de cocción: 20 minutos

Porciones: 2

Valores nutricionales por porción: ½ receta

Calorías - 514

Grasas - 26,6 g

Carbohidratos - 43,4 g

Proteínas - 31,4 g

Ingredientes:

- 1/3 taza de nueces picadas

- 1 diente de ajo pelado

- Pimienta a gusto

- 3 cucharadas de queso parmesano rallado

- 85 grs de pasta penne o fusilli de trigo integral.

- 110 grs de ramilletes de coliflor

- ½ taza de hojas de perejil

- Sal a gusto

- 1 cucharada de aceite de oliva extra virgen

- 110 grs de pechugas de pollo desmenuzadas o picadas

- 110 grs de judías verdes cortadas a la mitad en sentido transversal

Preparación:

1. Llena una olla con agua hasta la mitad y colócala a fuego alto. Cuando hierva, añade la pasta y hierve 4 minutos.

2. Añade la coliflor y las judías verdes. Una vez que la pasta esté al dente, escúrrela en un colador. Guarda ½ taza del agua de la pasta cocida.

3. Mientras se cocina la pasta, coloca las nueces en un recipiente para microondas y cocínalas a temperatura máxima hasta que se tuesten ligeramente. También puedes tostarlas en una sartén a fuego medio-bajo.

4. Deja que las nueces se enfríen por completo. Conserva algunos trozos de nueces para adornar. Usa las nueces restantes para hacer el pesto.

5. Para hacer el pesto: coloca las nueces, el ajo, el perejil, la pimienta y la sal en una licuadora y licua hasta que estén bien mezclados.

6. Con la licuadora en marcha, vierte el aceite y licua hasta que quede homogeneizado.

7. Añade el queso parmesano y licúa hasta que esté bien unido.

8. Pon el pesto en un tazón. Añade el pollo y un poco del agua de la cocción. Mezcla bien.

9. Añade la pasta y mezcla bien.

10. Sirve adornado con nueces.

Tarta de polenta de achicoria, salchicha y aceitunas negras

Tiempo de preparación: 10 minutos

Tiempo de cocción: 35 minutos

Porciones: 2

Valores nutricionales por porción: ½ tarta

Calorías - 432

Grasas - 33 g

Carbohidratos - 14 g

Proteínas - 19 g

Ingredientes:

- Jugo de ½ naranja

- Cáscara de ½ naranja, rallada

- 1 - 2 cabezas de achicoria roja, cortadas por la mitad

- 100 grs de polenta de cocción rápida

- ½ cubo de caldo de vegetales o pollo

- 2 tazas de agua hirviendo

- 100 grs de queso Taleggio o mozzarella cortado en rodajas finas, en trozos pequeños.

- 2 - 3 cucharadas de aceitunas negras descarozadas y cortadas por la mitad

- 2 salchichas italianas sin piel desmenuzadas

- 1 cucharadita de miel

- Aceite de oliva extra virgen para salpicar

- Escamas de chile rojo a gusto

- Condimento de tu elección

Preparación:

1. Precalienta el horno a 350°F o 180° C.

2. Pon la miel y el jugo de naranja en una cacerola y coloca la cacerola a fuego medio-bajo.

3. Cocina a fuego lento hasta que esté ligeramente espeso. Incorpora la achicoria y cocina algunos minutos. Da vuelta la

achicoria a la mitad de la cocción. Apaga el fuego y deja que la achicoria se enfríe. Luego corta la achicoria en mitades.

4. Prepara una bandeja para hornear y fórrala con papel pergamino o manteca. Cúbrelo con aceite.

5. Coloca agua hirviendo y un cubo de caldo en una cacerola. Coloca la cacerola a fuego medio. Agrega la polenta y cocina hasta que esté espesa. Bate constantemente hasta que esté bien espesa.

6. Apaga el fuego y esparce la mezcla en la bandeja para hornear ya preparada. Debe tener 2,5 cm de espesor.

7. Esparce los cubos de queso sobre la polenta. A continuación, coloca los trozos de achicoria. Ahora esparce la salchicha, la cáscara de naranja y las aceitunas sobre la capa de achicoria.

8. Espolvorea el condimento y el chile rojo encima. Rocía con aceite.

9. Coloca la bandeja en el horno y hornea unos 20 minutos.

10. Ahora pon el horno en modo asar y hornea 4 - 5 minutos, hasta que la salchicha se dore.

11. Retira la bandeja del horno y déjala enfriar 15 minutos.

12. Corta en mitades.

13. Sirve.

Sopa de apio y patatas

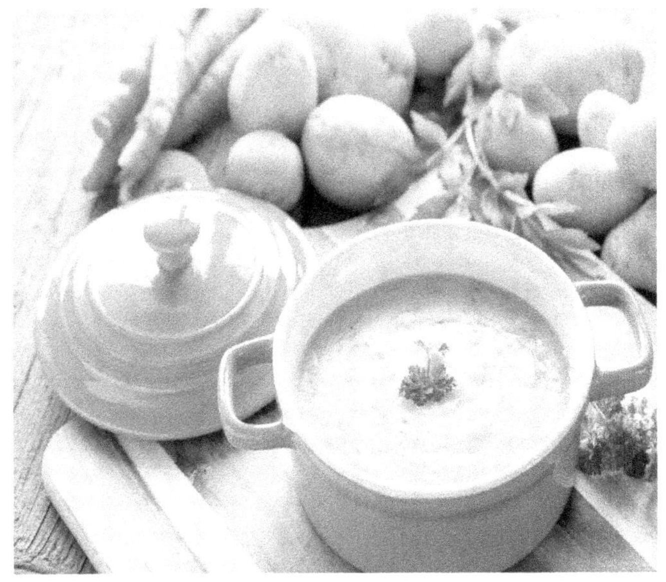

Tiempo de preparación: 20 minutos

Tiempo de cocción: 30 minutos

Porciones: 8

Valores nutricionales por porción: 272 grs

Calorías - 316,6

Grasas – 8,4 g

Carbohidratos - 52,5 g

Proteínas - 9,5 g

Ingredientes:

- 2 cebollas medianas, finamente picadas

- 2 kg de papas lavadas, en cubos

- 4 tazas de leche

- 1 taza de apio picado

- Pimienta a gusto

- 2 cucharadas de aceite de oliva

- 4 tazas de caldo de vegetales o pollo

- Sal a gusto

Preparación:

1. Coloca una olla para sopa a fuego medio. Añade aceite y deja que se caliente. Cocina las cebollas en la olla hasta que estén rosadas.

2. Añade las patatas y revuelve. Dale una buena mezcla.

3. Vierte el caldo y la leche. Cuando empiece a hervir, baja el fuego y cocina tapado hasta que las patatas estén blandas. Apaga

el fuego. Mezcla la sopa hasta que quede suave. Añade más caldo si quieres diluir la sopa.

4. Prueba y añade sal y pimienta a gusto.

Tazones de ensalada César de col rizada con croutones de tofu

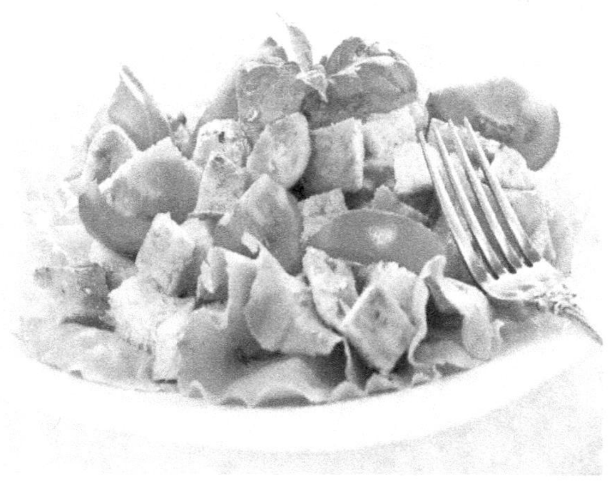

Tiempo de preparación: 40 minutos

Tiempo de cocción: 15 a 20 minutos

Porciones: 2

Valores nutricionales por porción:

Calorías - 400

Grasas - 28 g

Carbohidratos - 19 g

Proteínas - 20 g

Ingredientes:

<u>Para los croutones de tofu:</u>

- 200 grs de tofu extra firme escurrido

- 2 cucharadas de salsa Worcestershire vegana

- ½ cucharadita de cebolla en polvo

- ½ cucharadita de polvo de ajo

- 2 cucharadas de jugo de limón

- 1 ½ cucharadita de aceite de oliva

<u>Para la ensalada:</u>

- 4 tazas de col rizada lacinato picada

- 2 cucharadas de semillas de calabaza tostadas

- ½ aguacate pelado y picado sin carozo

- 2 cucharadas de levadura nutricional

- ¼ taza de aderezo César vegano

Preparación:

1. Para hacer los croutones de tofu: pon unas cuantas hojas de papel absorbente en un plato. Coloca el tofu sobre él y una sartén pesada sobre el tofu. Esto se hace para drenar el exceso de humedad del tofu.

2. Deja a un lado de 15 a 20 minutos.

3. Corta en cubos de 2 cm.

4. Para hacer el aderezo: mezcla el jugo de limón, el ajo en polvo, la cebolla en polvo y la salsa Worcestershire en un tazón.

5. Añade el tofu y mezcla bien. Cúbrelo y déjalo a un lado durante 15 minutos.

6. Coloca una sartén a fuego medio. Añade aceite y deja que se caliente. Una vez que el aceite esté caliente, añade el tofu a la sartén y desecha el adobo. Cocina hasta que el tofu se dore. Da vuelta el tofu a menudo hasta que dore bien.

7. Retira el tofu con una espumadera y colócalo en un plato forrado con papel de

cocina absorbente.

8. Para armar: coloca la col rizada en un recipiente. Espolvorea la levadura nutricional sobre ella y mezcla bien.

9. Divide la col rizada en dos tazones.

10. Coloca la mitad de los croutones de tofu en cada uno de los tazones. Espolvorea una cucharada de semillas de calabaza en cada tazón.

11. Esparce el aguacate por encima.

12. Rocía el aderezo vegano para ensalada César y sirve.

Capítulo seis:
Recetas para la cena

Curry de trigo sarraceno con anacardo y col rizada al ajo

Tiempo de preparación: 15 minutos

Tiempo de cocción: 30 minutos

Porciones: 6

Valores nutricionales por porción: 1/6 de la receta (sin opciones de porción opcional)

Calorías - 474

Grasas - 31,4 g

Carbohidratos - 45,5 g

Proteínas - 10,8 g

Ingredientes:

Para el curry:

- 2 cebollas finamente picadas

- 2 cucharadas de jengibre fresco rallado
- 1 ½ tazas de espelta de trigo sarraceno
- 1 cucharadita de comino molido
- 2 cucharaditas de pimentón ahumado
- 2 cucharaditas de cilantro molido
- 2 cucharaditas de cúrcuma en polvo
- 2 latas (400 grs cada una) de leche de coco
- ½ cucharadita de salsa sriracha
- 3 tazas de hojas de col rizada finamente picadas, desechar los tallos duros
- 4 dientes de ajo pelados y picados.
- ½ taza de anacardos
- 2 cucharadas de azúcar de coco
- 4 cucharadas de salsa de soja
- 3 tazas de agua, o más de ser necesario
- 2 cucharaditas de jugo de limón, o a gusto
- 2 cucharadas de aceite de coco

<u>Para la col rizada al ajo:</u>

- 6 tazas de col rizada picada, desechar los tallos duros, cortadas en trozos del tamaño de un bocado.

- 4 dientes de ajo, pelados y picados.

- Sal a gusto

- 2 cucharadas de aceite de oliva

- Pimienta a gusto

<u>Para servir</u>: Opcional

- Arroz caliente al vapor

- Quinua cocida

- Panes planos

- Pan Naan

- Chapati, etc.

Preparación:

1. Para hacer el curry: coloca una sartén grande a fuego medio. Añade aceite y deja que se derrita.

2. Una vez que el aceite se haya derretido, agrega la cebolla, el jengibre y el ajo y cocina hasta que empiece a dorar. Revuelve con frecuencia.

3. Agrega los anacardos y el trigo y cocina hasta que doren. Revuelve con frecuencia para evitar que se quemen.

4. Añade la cúrcuma y cocina de 5 a 6 segundos. Luego agrega el cilantro, el pimentón, el comino y el azúcar de coco y mezcla bien.

5. Añade el agua, la leche de coco, la salsa sriracha, la salsa de soja y la col rizada y mezcla bien.

6. Cuando la mezcla hierva, baja el fuego y cocina tapado hasta que esté suave. Añade más agua si el curry está seco.

7. Apaga el fuego. Añade el jugo de limón y revuelve. Pasa a un bol y mantenlo caliente.

8. Mientras, prepara la col rizada al ajo. Para

ello, coloca una sartén con aceite a fuego medio.

9. Una vez que el aceite esté caliente, agrega el ajo y cocina unos segundos, hasta que el ajo desprenda aroma.

10. Añade jarabe de arce y la col rizada y cocina hasta que la col se marchite.

11. Agrega sal y pimienta a gusto.

12. Coloca todo en un tazón.

13. Sirve el curry con la col rizada al ajo, o con la opción de tu preferencia.

Tofu de maní crujiente y arroz con coliflor salteado

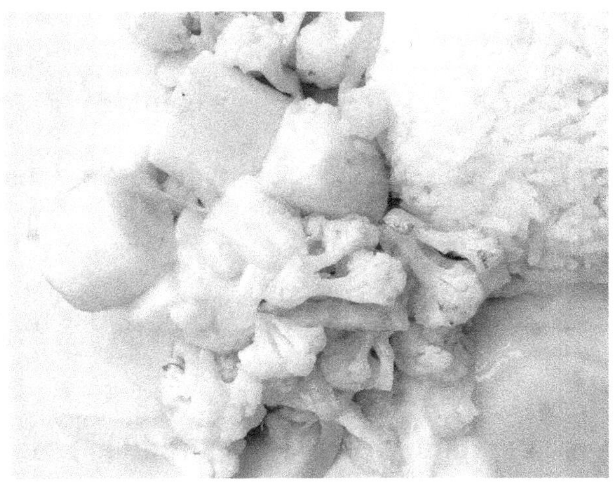

Tiempo de preparación: 30 minutos

Tiempo de cocción: 60 minutos

Porciones: 4

Valores nutricionales por porción: ¼ de la receta, sin ingredientes opcionales

Calorías - 524

Grasas - 24,5 g

Carbohidratos - 38,4 g

Proteínas - 24,5 g

Ingredientes:

<u>Para el salteado:</u>

- 680 grs de tofu extra firme.

- 2 cabezas pequeñas de coliflor

- 2 cucharadas de aceite de sésamo tostado

- 4 dientes de ajo, pelados y picados.

- Baby Bok Choy, cantidad necesaria (opcional)

- Pimiento rojo, cantidad necesaria (opcional)

- Cebollas de verdeo, cantidad necesaria (opcional)

- Brócoli, cantidad necesaria (opcional)

<u>Para la salsa:</u>

- 3 cucharadas de aceite de sésamo tostado

- ½ taza de azúcar moreno claro

- 5 cucharadas de mantequilla de cacahuete o de almendra

- ½ taza de salsa de soja baja en sodio

- 1 cucharadita de salsa de chile y ajo

Para servir:

- Jugo de lima

- Salsa Sriracha

- Cilantro picado

- Cualquier otra cobertura de tu elección

Preparación:

1. Precalienta el horno a 350°F o 180°C.

2. Pon unas cuantas hojas de papel absorbente en un plato y coloca el tofu encima. Coloca una sartén pesada sobre el tofu. Esto se hace para drenar el exceso de humedad del tofu.

3. Deja a un lado 20 minutos.

4. Mientras, prepara la salsa. Para ello, mezcla el aceite de sésamo, el azúcar, la mantequilla de cacahuete, la salsa de soja y la salsa de chile y ajo en un bol. Bate hasta que esté bien mezclado.

5. Una vez escurrido, corta el tofu en cubos.

6. Prepara una bandeja para hornear forrándola con papel pergamino o manteca. Extiende el tofu sobre ella, sin superponerlo.

7. Pon la bandeja en el horno y deja secar unos 25 minutos.

8. Saca la bandeja del horno y deja que el tofu se enfríe durante 20 minutos. Agrega el tofu en el tazón de la salsa y mezcla bien. Déjalo reposar 15 minutos.

9. Para hacer arroz de coliflor: rallar la coliflor. Puedes hacerlo en el procesador o rallarla con los agujeros más grandes de un rallador de caja. Si utilizas un procesador de alimentos, corta la coliflor en ramilletes antes de ponerla adentro.

10. Pica los vegetales opcionales.

11. Coloca una sartén grande a fuego medio-alto. Añade un poco de aceite de sésamo y deja que se caliente. Añade los vegetales

opcionales si las usas junto con la salsa de soja y cocina hasta que estén tiernas. Pasa a un tazón y mantenlo caliente.

12. Añade solo el tofu de la salsa a la sartén, usando una espumadera. Cocina hasta que dore. Se pegará a la sartén debido a la salsa.

13. Pasa el tofu a un tazón.

14. Limpia la cacerola y colócala a fuego medio. Añade el aceite restante y deja que se caliente.

15. Añade el ajo y la coliflor rallada y mezcla bien. Cocina tapado durante 5 minutos, o hasta que esté tierno y marrón claro.

16. Añade 1 - 2 cucharadas de mezcla de salsa y mezcla bien.

17. Divide el arroz de coliflor en platos para servir.

18. Coloca el tofu y los vegetales cocidos encima. Rocía el resto de la mezcla de salsa encima si lo deseas y sirve.

Bistec, espárragos y nueces salteadas con papas cremosas gratinadas

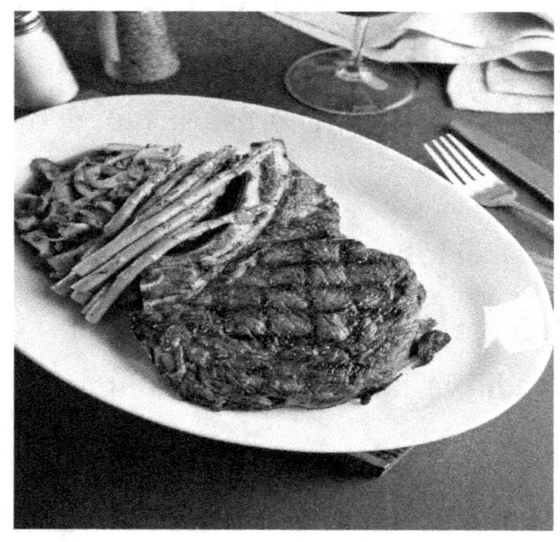

Tiempo de preparación: 30 minutos

Tiempo de cocción: 1 hora, 20 minutos

Porciones: 2

Valores nutricionales por porción:

Patatas gratinadas | Bistec salteado

Calorías – 498,8 | Calorías - 442

Grasas – 25,4 g | Grasas - 23 g

Carbohidratos - 49,3 g | Carbohidratos - 24 g

Proteínas - 19,8 g | Proteínas - 36 g

Ingredientes:

- 225 grs de filetes de lomo de res, deshuesados (2 cm de espesor), cortados en tiras a lo largo de 0,5 cm

- ½ cucharada de aceite de oliva, dividida

- ¼ taza de nueces en mitades

- Sal a gusto

- ¼ taza de queso azul desmenuzado

- ½ taza de arroz integral instantáneo sin cocer

- 225 grs de espárragos cortados en trozos de 1 cm

- 1 diente de ajo picado

- ¼ taza de caldo de carne desgrasado y bajo en sodio

<u>Para las patatas cremosas gratinadas:</u>

- 2 papas medianas (de alrededor de 1,5 cm de diámetro), cortadas en rodajas redondas de 0,5 cm de espesor.

- Sal a gusto

- 1 ½ cucharada de harina para todo uso

- 1 taza de leche

- Pimienta a gusto

- 1 cebolla mediana cortada en rodajas

- 1 ½ cucharadas de mantequilla

- ¾ taza de queso cheddar rallado

Preparación:

1. Precalienta el horno a 400°F o 205°C.

2. Empieza por las papas cremosas gratinadas, puesto que tomará tiempo hornearlas.

3. Coge una cazuela pequeña y engrásala con un poco de mantequilla.

4. Esparce la mitad de las rodajas de patata en el plato. Pon en capas las rodajas de cebolla y luego el resto de las patatas.

5. Espolvorea sal y pimienta sobre cada capa.

6. Coloca una cacerola pequeña a fuego medio. Agrega la mantequilla. Una vez que la mantequilla esté derretida, agrega la harina y continua revolviendo durante un minuto.

7. Añade la leche y continúa revolviendo hasta que esté espesa. Añade el queso y mezcla bien. Apaga el fuego después de que el queso se derrita.

8. Pon la salsa de queso sobre las patatas. Mantén la fuente cubierta con papel de aluminio, coloca la cazuela en el horno y hornea aproximadamente 1 hora, 20 minutos hasta que las patatas se cocinen.

9. Mientras, sigue las instrucciones del paquete y cocina el arroz integral. Una vez que el arroz esté cocido, mantenlo caliente.

10. Cocina el filete durante 15 minutos.

11. Para cocinar el filete: coloca una sartén antiadherente grande a fuego medio-alto. Añade ½ cucharadita de aceite y deja que se caliente.

12. Agrega los espárragos y saltea hasta que estén crujientes y tiernos.

13. Añade las nueces, la sal y el ajo. Cocina un minuto, revolviendo constantemente. Pásalo a un tazón y mantenlo caliente.

14. Añade el aceite restante a la sartén. Añade las tiras de carne y cocina hasta que no estén rosadas.

15. Añade la mezcla de espárragos y el caldo y mezcla bien. Deja que hierva y apaga el fuego.

16. Divide el arroz en 2 platos para servir. Divide las tiras de carne y colócalas sobre el arroz. Espolvorea queso azul encima y sirve.

Pollo al ajo y perejil con puré de patatas

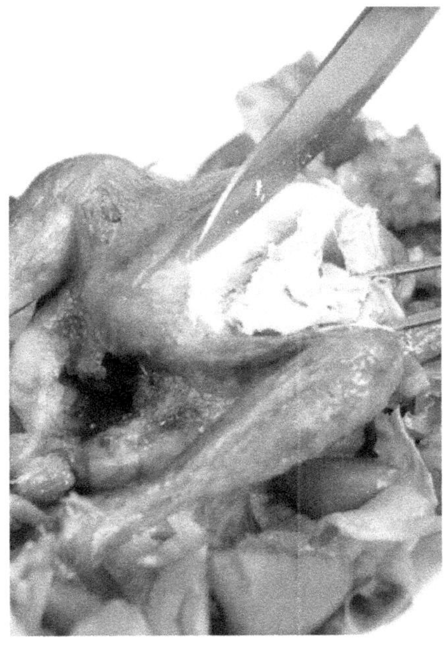

Tiempo de preparación: 20 minutos

Tiempo de cocción: 20 minutos

Porciones: 3

Valores nutricionales por porción:

Pollo al ajo | Puré de papas

Calorías - 369 | Calorías - 718

Grasas - 20 g | Grasas – 13,3 g

Carbohidratos - 17 g | Carbohidratos - 137,2 g

Proteínas - 29 g | Proteínas - 17,2 g

Ingredientes:

<u>Para el pollo con ajo y perejil:</u>

- 225 grs de pechugas de pollo deshuesadas y sin piel cortadas en rodajas finas

- 1 ½ cucharada de aceite de oliva

- 4 dientes de ajo pelados y picados.

- ½ tomate grande, sin semillas, en cubitos

- 1 cucharada de mantequilla

- Sal a gusto

- ¼ taza de harina

- Pimienta recién molida a gusto

- 3 cucharadas de perejil fresco picado

- 1 taza de champiñones frescos en rodajas

- ¼ taza de caldo de pollo

- ½ cucharada de queso parmesano rallado

<u>Para el puré de papas:</u>

- 1/2 kg de patatas blancas pequeñas

- 1/3 de taza de leche entera

- 2 cucharadas de perejil fresco picado

- Pimienta recién molida a gusto

- 1 ½ cucharada de mantequilla sin sal

- 5 dientes de ajo pelados y picados.

- Sal a gusto

Preparación:

1. Empieza por hacer el puré de patatas. Para ello, coloca las patatas en una cacerola. Vierte suficiente agua para cubrir las patatas. Añade ½ cucharadita de sal. Coloca la cacerola a fuego medio. Una vez que comience a hervir, baja el fuego y cocina hasta que las papas estén blandas.

2. Mientras las papas están hirviendo, haz pollo con ajo y perejil: Coloca el pollo en

un plato. Espolvorea la harina sobre el pollo.

3. Coloca una sartén a fuego medio-alto. Añade una cucharada de aceite y deja que se caliente. Una vez que el aceite esté caliente, agrega el pollo y cocínalo hasta que la parte inferior esté dorada. Voltear el pollo y cocina el otro lado durante 5 minutos, o hasta que dore.

4. Pasa el pollo a un plato.

5. Añade ½ cucharada de aceite en la sartén. Una vez que el aceite esté caliente, agrega los hongos. Revuelve continuamente durante 3 minutos, o hasta que doren.

6. Vierte el caldo y raspa el fondo de la sartén para eliminar cualquier partícula que pueda estar pegada.

7. Añade el tomate, el perejil, el ajo, la mantequilla y el queso.

8. Cuando la mantequilla se derrita, vuelve a poner el pollo a la sartén. Caliéntalo bien.

9. Apaga el fuego y mantén caliente.

10. Escurre el agua de la cacerola de las patatas. Licua las patatas con una batidora de inmersión hasta que estén suaves. Si no te gusta la textura, puedes hacer un puré.

11. Añade la leche y la mantequilla y mezcla bien.

12. Añade el perejil, el ajo, la pimienta y la sal y mezcla bien.

13. Sirve el pollo con el puré de patatas.

Fajitas de Tempeh

Tiempo de preparación: 30 minutos

Tiempo de cocción: 5 minutos

Porciones: 2

Valores nutricionales por porción: 1 fajita

Calorías - 259

Grasas – 5,1 g

Carbohidratos - 47,3 g

Proteínas - 14,6 g

Ingredientes:

<u>Para el relleno:</u>

- ½ paquete (de un paquete de 225 grs) de tempeh de cinco granos, cortado en 6 tiras

- 2 cucharadas de salsa de soja baja en sodio

- 1 cucharadita de comino molido

- Pimienta recién molida a gusto

- 1 taza de cebollas moradas en rodajas

- ½ taza de jugo de piña

- 1 cucharada de jugo fresco de lima

- 1 cucharadita de aceite de canola

- 2 dientes de ajo pequeños, pelados y picados.

- ¾ taza de pimientos verdes cortados en rodajas (1,5 cm de grosor)

- Sal a gusto

Para servir:

- 2 cucharadas de salsa de chipotle

- 2 tortillas de trigo integral (20 cm cada una)

Preparación:

1. Pon el jugo de piña, el jugo de lima, el aceite, el ajo, el comino, la salsa de soja y la pimienta en una cacerola y coloca la cacerola a fuego medio.

2. Cuando empiece a hervir, apaga el fuego.

3. Añade el tempeh y revuelve hasta que quede bien cubierto. Déjalo a un lado 30 minutos.

4. Prepara tu parrilla y precaliéntala a fuego medio.

5. Rocía una cesta para asar con spray vegetal.

6. Agrega la cebolla y el pimiento en la cesta. Sazona con sal y pimienta, rocía un poco de spray y mezcla bien.

7. Mantén la cesta sobre la rejilla de la parrilla. Voltéala de vez en cuando, hasta que la cebolla tome un color marrón claro.

8. Retira la cesta y déjala a un lado.

9. Rocía la parrilla con rocío vegetal.

10. Saca el tempeh de la cacerola y colócalo en la rejilla de la parrilla. Guarda el adobo.

11. Coloca las tiras de tempeh sobre la parrilla. Voltea los lados después de asar durante 2 minutos y unta el tempeh con el adobo retenido mientras se asa.

12. Calienta las tortillas siguiendo las instrucciones del paquete.

13. Coloca 3 tiras de tempeh en cada tortilla y esparce la mitad de la mezcla de cebolla en cada tortilla. Rocía una cucharada de salsa en cada una.

14. Enrolla y coloca la parte abierta hacia abajo. Corta en mitades si los deseas.

15. Sirve.

Fideos de sésamo con tofu al horno

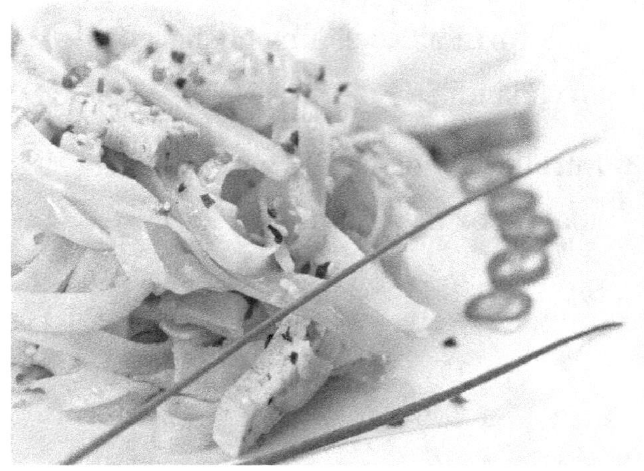

Tiempo de preparación: 10 minutos

Tiempo de cocción: 30 minutos

Porciones: 2

Valores nutricionales por porción: 1-¾ tazas

Calorías - 458

Grasas - 18 g

Carbohidratos - 60 g

Proteínas - 18 g

Ingredientes:

- 110 grs de fideos de trigo sarraceno

- 1 cebolleta picada

- 1 cucharadita de jengibre picado

- 1 cucharada de salsa de soja baja en sodio

- 1 taza de flores de brócoli pequeñas

- 1 ½ cucharada de cacahuetes tostados

- 1 ½ cucharada de aceite de sésamo oscuro tostado

- ½ cucharada de ajo picado

- ½ cucharadita de azúcar moreno

- 1 cucharada de salsa hoisin

- 110 grs de tofu cortado en cubos, horneado

- ½ tazas de pimiento amarillo o naranjas en rodajas

Preparación:

1. Sigue las instrucciones del paquete de la pasta para cocinarla. Coloca la pasta

cocida en un recipiente.

2. Coloca una cacerola a fuego medio. Añade el aceite, el jengibre, el ajo, la cebolleta, el brócoli y el azúcar moreno. Cuando la mezcla esté bien caliente, apaga el fuego.

3. Añade la salsa de soja y la salsa hoisin. Pasa al tazón de los fideos.

4. Añade el tofu, los cacahuetes y el pimiento y mezcla bien.

5. Sirve.

Capítulo siete:
Recetas de bocadillos

Bolas de salmón horneadas con alioli de romero

Tiempo de preparación: 5 minutos

Tiempo de cocción: 40 minutos

Porciones: 6

Valores nutricionales por porción: 2 bolas con 1 cucharada de alioli.

Calorías - 173

Grasas - 6,7 g

Carbohidratos - 8,6 g

Proteínas - 20,5 g

Ingredientes:

Para las bolas de salmón:

- 450 grs de filetes de salmón salvaje

- Pimienta a gusto

- ¼ pimiento amarillo picado

- ¼ pimiento rojo picado

- 1/3 taza de pan rallado

- ¼ taza de perejil picado

- ¼ taza de espinacas picadas

- ¼ taza de mostaza de Dijon

- 2 cucharadas de jugo de limón

- ¼ taza de mayonesa vegetariana

- 1 huevo pequeño a temperatura ambiente

- 1 cucharada de salsa sriracha

- 2 cucharadas de jugo de limón fresco

- Sal a gusto

- 1 cebolla morada pequeña picada

- ½ jalapeño en cubitos

½ - 1 cucharada de condimento Old Bay

<u>Para el alioli de romero</u>

- ¼ taza de mayonesa vegana

- 1 diente de ajo pelado, aplastado y picado

- 1 ramita de romero picada

- Sal a gusto

- 1 cucharada de jugo de limón fresco

Preparación:

1. Precalienta el horno a 400°F o 200°C.

2. Prepara una bandeja de hornear forrándola con papel pergamino o manteca.

3. Espolvorea sal y pimienta sobre el salmón y colócalo en la bandeja para hornear.

4. Coloca la bandeja en el horno y asa hasta que se desmenuce fácilmente al pincharla con un tenedor. Debería llevar unos 20 minutos.

5. Saca la bandeja del horno y deja enfriar 5 minutos.

6. Desmenuza el salmón en trozos del tamaño de un bocado.

7. Mezcla la cebolla, el jalapeño, el condimento Old Bay, el perejil, el huevo, el jugo de limón, la salsa sriracha, el pimiento rojo, el pimiento amarillo, la espinaca, el pan rallado, la mayonesa vegetariana y la mostaza de Dijon en un tazón.

8. Mezcla el salmón hasta que quede bien una mezcla homogénea.

9. Divide la mezcla en 12 porciones iguales y forma bolas.

10. Colócalas en la bandeja de hornear.

11. Hornea durante 20 minutos, o hasta que se doren.

12. Mientras, prepara el alioli mezclando la mayonesa vegana, el ajo, el romero, la sal y el jugo de limón en un tazón.

13. Sirve las bolas de salmón con el alioli.

Galletas saludables de café

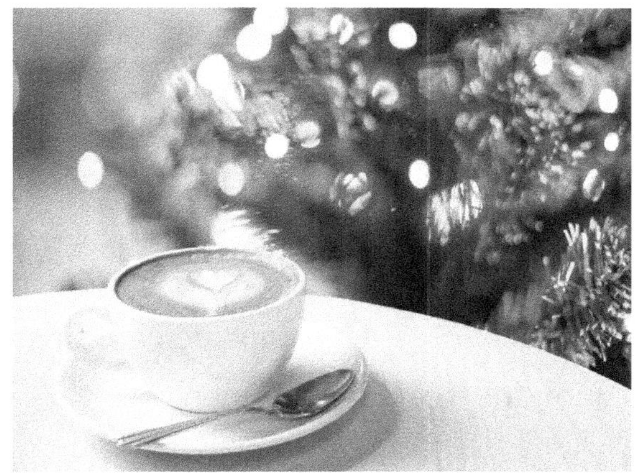

Tiempo de preparación: 15 - 20 minutos

Tiempo de cocción: 12 - 15 minutos

Porciones: 20

Valores nutricionales por porción: 1 galleta

Calorías - 60

Grasas – 1,5 g

Carbohidratos - 11 g

Proteínas - 2 g

Ingredientes:

<u>Para los ingredientes secos:</u>

- ½ taza de cacao amargo

- 6 cucharadas de harina para todo uso

- ½ taza de harina integral

- ¾ cucharada de granos de café finamente molidos o café instantáneo

- ½ cucharadita de bicarbonato de sodio

- ¾ cucharadita de canela molida

- ¼ cucharadita de sal kosher

<u>Para los ingredientes húmedos:</u>

- 3 huevos pequeños ligeramente batidos

- ¼ taza de yogur griego natural sin grasa o bajo en grasa

- ½ cucharada de aceite de oliva

- ½ + 1/8 taza de arándanos

- ½ banana madura

- ¼ taza de miel

- 1 cucharadita de extracto de vainilla

- ¼ taza de chispas de chocolate amargo o semiamargo

Preparación:

1. Precalienta el horno a 350°F o 180°C.

2. Prepara una bandeja para hornear rociándola con spray vegetal antiadherente. Reserva.

3. Mezcla todos los ingredientes secos, es decir, la harina integral, la harina para todo uso, el cacao, la canela, la sal, el bicarbonato de sodio y el café en un recipiente.

4. Coloca el plátano en un recipiente para microondas y cocínalo a fuego alto durante 50 segundos.

5. Tritura el plátano y añádelo a un tazón. Añade también los huevos, el yogur, el aceite, la miel y la vainilla. Mezcla hasta que quede bien incorporado.

6. Vierte los ingredientes húmedos sobre los secos y mezcla hasta que estén bien mezclados, asegurándote de que no sea demasiado.

7. Añade las pepitas de chocolate y los arándanos y mezcla suavemente.

8. Haz 20 porciones iguales de la mezcla y colócala en la bandeja para hornear. Debe ser aproximadamente de 1 a ½ cucharadas por porción.

9. Presiona las galletas ligeramente. Puedes usar un tenedor para hacerlo.

10. Coloca la bandeja en el horno y hornea de 12 a 14 minutos. Cuando las galletas estén listas, estarán visiblemente duras en los bordes.

11. Deja enfriar en la bandeja de hornear 10 minutos. Saca las galletas con una espátula de metal. Pásalas a una rejilla de alambre.

12. Deja que se enfríen por completo antes de pasarlas a un contenedor hermético.

Barras saludables de avena y fresa

Tiempo de preparación: 20 minutos

Tiempo de cocción: 35 - 40 minutos

Porciones: 8

Valores nutricionales por porción: 1 barra sin glaseado

Calorías - 100

Grasas - 5 g

Carbohidratos - 14 g

Proteínas - 2 g

Ingredientes:

<u>Para las barras de fresa:</u>

- ½ taza de avena en copos

- 3 cucharadas de azúcar moreno claro

- 1/8 de cucharadita de sal kosher

- 1 taza de fresas en rodajas pequeñas, divididas

- ½ cucharada de jugo de limón fresco

- 6 cucharadas de harina blanca integral

- 1/8 de cucharadita de jengibre molido

- 3 cucharadas de mantequilla sin sal, derretida

- ½ cucharadita de maicena o fécula de maíz

- 3 cucharaditas de azúcar granulada, divididas

<u>Para el glaseado de vainilla:</u> opcional

- ¼ taza de azúcar impalpable tamizada

- ½ cucharada de leche

- ¼ cucharadita de extracto de vainilla

Preparación:

1. Precalienta el horno a 350°F o 180°C.

2. Pon la rejilla en el centro del horno.

3. Prepara un pequeño molde para hornear cuadrado o rectangular forrándolo con una hoja grande de papel pergamino o manteca de manera tal que lo que sobra de

la hoja cuelgue de los dos lados.

4. Añade la avena, el azúcar moreno, la harina, la sal y el jengibre en un tazón y revuelve bien.

5. Añade la mantequilla y mezcla hasta que se desmenuce.

6. Saca unas 4 cucharadas de la mezcla en un tazón y deja a un lado.

7. Pasa el resto de la mezcla al molde para hornear. Presiona bien en el fondo del molde.

8. Esparce ½ taza de fresas picadas sobre la fécula de maíz.

9. Rocía el jugo de limón sobre las fresas. Espolvorea 1 ½ cucharaditas de azúcar.

10. Esparce las fresas restantes y 1 ½ cucharaditas de azúcar sobre ellas.

11. Esparce encima la mezcla de migajas guardada.

12. Pon la bandeja en el horno y hornea entre

30 y 35 minutos, o hasta que dore por encima.

13. Saca la bandeja del horno y colócala en la rejilla de alambre para que se enfríe.

14. Mientras, haz el glaseado. Para ello, coloca azúcar impalpable, la leche y la esencia de vainilla en un tazón y bate bien.

15. Levanta las barras junto con el papel de pergamino y colócalas en tu tabla de cortar.

16. Vierte el glaseado encima. Corta 8 barras iguales y sirve.

17. Coloca las barras sobrantes en un recipiente hermético. Guárdalas en la nevera hasta que las uses. Duran 5 días.

Bolas de queso con perejil

Tiempo de preparación: 15 minutos

Tiempo de cocción: 0 minutos

Porciones: 12

Valores nutricionales por porción: 1 bola de queso + 2 piezas de apio + 5 galletas

Calorías - 130

Grasas - 7 g

Carbohidratos - 12 g

Proteínas - 3 g

Ingredientes:

- ¼ taza de queso cheddar fuerte Kraft con leche al 2%, rallado

- 1 paquete (225 grs) de queso Philadelphia Neufchatel suavizado

- ½ cucharada de cebolla de verdeo finamente picada

- ½ cucharada de pimienta roja finamente picada

- ¼ taza de perejil finamente picado

- 1 cucharadita de mostaza de Dijon

- 6 tallos de apio, cortados cada uno transversal en 4 trozos iguales

- 60 galletas integrales Ritz

Preparación:

1. Pon los quesos Neufchatel y cheddar en un tazón. Bate con una batidora eléctrica de mano hasta que estén bien mezclados.

2. Añade la cebolla de verdeo, el pimiento rojo y la mostaza de Dijon.

3. Coloca el tazón en el refrigerador una hora.

4. Divide la mezcla en 12 porciones iguales y forma bolas. (Deberían ser 2 cucharadas de mezcla de queso por porción)

5. Pon el perejil en un plato. Reboza las bolas en el perejil.

6. Coloca en un plato. Deja enfriar.

7. Para servir: cada porción consiste en una bola de queso con 2 trozos de perejil y 5 galletas Ritz.

Chips de col rizada al horno

Tiempo de preparación: 10 minutos

Tiempo de cocción: 10 minutos

Porciones: 3

Valores nutricionales por porción:

Calorías - 58

Grasas – 2,8 g

Carbohidratos - 7,6 g

Proteínas - 2,5 g

Ingredientes:

- ½ racimo de col rizada (tallos duros descartados), cortada en trozos del tamaño de un bocado

- Sal a gusto

- ½ cucharada de aceite de oliva

- Especias de tu elección a gusto (opcional)

Preparación:

1. Precalienta el horno a 350°F o 180°C.

2. Prepara una bandeja de hornear forrándola con papel pergamino o manteca.

3. Seca la col rizada en una centrifugadora de vegetales. Si no tienes una, seca las hojas con toallas de papel absorbente.

4. Coloca la col rizada en la bandeja para hornear. Rocía aceite sobre ella. Espolvorea sal y esparce de manera uniforme.

5. Pon la bandeja en el horno y hornea de 12 a 14 minutos, o hasta que esté crujiente.

6. Deja enfriar por completo y sirve. Guarda las sobras en un recipiente hermético.

Capítulo ocho:
Recetas de postres

Dátiles cubiertos de chocolate con almendras

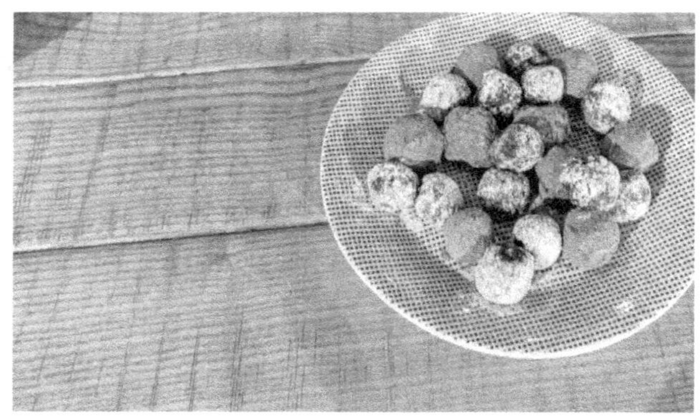

Tiempo de preparación: 20 minutos

Tiempo de cocción: 5 minutos

Valores nutricionales por porción: 12

Calorías - 152

Grasas – 5,4 g

Carbohidratos - 27,5 g

Proteínas - 2 g

Ingredientes:

- 12 dátiles Medjool (cortados, sin carozo)
- ¾ taza de chispas de chocolate semiamargo
- ½ cucharadita de canela molida
- 12 almendras tostadas sin sal
- ½ cucharadita de aceite de canola
- 1 cucharadita de almendras trituradas
- 1 cucharadita de pistachos triturados

Preparación:

1. Inserta una almendra en cada dátil. Los dátiles deben cubrir completamente la almendra. Colócalos en una bandeja que haya sido forrada con papel de pergamino o manteca.

2. Coloca canela, aceite de canola y trozos de chocolate en un bol resistente al calor. Coloca el bol en una olla doble. Para ponerlo a baño María, vierte un poco de agua en una olla. El tazón a prueba de

calor debe caber en la parte superior de la olla. Coloca la olla a fuego medio. El chocolate se derretirá lento. Revuelve con frecuencia hasta que el chocolate se derrita.

3. Apaga el fuego y saca el bol.

4. Sumerge el dátil relleno de almendras en el chocolate derretido, de a uno. Levántalo con una cuchara y colócalo de nuevo en la bandeja.

5. Mezcla los pistachos y las almendras en un bol pequeño.

6. Espolvorea las almendras y los pistachos triturados sobre los dátiles recubiertos de chocolate. Coloca la bandeja en el congelador y enfría hasta que el chocolate se endurezca, aproximadamente una hora.

7. Saca la bandeja del congelador y déjala en la encimera 10 minutos antes de servir.

8. Sirve.

9. Guarda las sobras en un recipiente hermético en el refrigerador.

Cheesecake vegano de Matcha

Tiempo de preparación: 1 hora más 60 minutos adicionales

Tiempo de cocción: 0 minutos

Porciones: 5

Valores nutricionales por porción: 1 rebanada, sin los aderezos opcionales

Calorías - 340

Grasas - 23,5 g

Carbohidratos - 31,3 g

Proteínas - 7,3 g

Ingredientes:

Para el relleno:

- ¾ taza de anacardos crudos

- 1 ½ cucharada de jugo de limón fresco

- 2 cucharadas de aceite de coco derretido

- 2 cucharadas de yogur de coco

- 1 cucharadita de té verde matcha en polvo

- ¼ taza de jarabe de arce

- 1/8 de cucharadita de sal marina

- ½ cucharadita de extracto de vainilla

- 2 cucharadas de leche de coco light

Para la corteza:

- ½ taza de dátiles Medjool sin carozo

- Una pizca de sal marina

- ¾ taza de nueces

Para la cubierta: opcional

- Arándanos o fresas frescas

- Crema de coco batida

Preparación:

1. Pon los anacardos en un tazón. Vierte agua muy caliente sobre ellos. Cúbrelos y déjalos a un lado durante una hora.

2. Desecha el agua.

3. Mientras los anacardos están en remojo, haz la corteza: coge una bandeja

desmontable pequeña, de unos 12 - 15 cm de diámetro. Forra con papel pergamino o manteca y deja a un lado.

4. Coloca los dátiles en el procesador de alimentos y procésalos hasta que estén finamente picados. Pásalos a un tazón.

5. Añade las nueces y la sal y mezcla hasta que quede suave. Añade los dátiles y procesa hasta que la mezcla quede unida. Al presionar la mezcla, no debe quedar desmenuzado.

6. Pasa la mezcla a la bandeja desmontable preparada. Presiona bien contra el fondo y un poco en los costados.

7. Congela la bandeja hasta que la corteza esté ligeramente dura.

8. Para hacer el relleno: pon los anacardos, el jugo de limón, el aceite de coco, el yogur de coco, el jarabe de arce, la sal, la vainilla y la leche de coco en una licuadora y licua hasta que la textura sea suave.

9. Reservar aproximadamente 1/3 del relleno en la licuadora y extiende el resto sobre la corteza. Golpea ligeramente la bandeja desmontable contra tu encimera para eliminar las burbujas de aire, si las hubiera.

10. Añade el polvo de matcha a la licuadora y bate hasta que quede suave. Prueba y añade más polvo de matcha si lo deseas.

11. Vierte el relleno de matcha sobre el relleno liso en forma de espiral.

12. Con un palillo o un mondadientes, has girar el relleno de matcha sobre el relleno plano.

13. Golpea la bandeja una vez más sobre la encimera para eliminar las burbujas de aire, si las hubiera.

14. Mantén la bandeja cubierta con papel film. Coloca la bandeja en el congelador hasta. Estará lista cuando esté firme al tocarla.

15. Sácala del congelador y refrigérala hasta

que la uses. Durar 3 días.

16. 15 minutos antes de servir, coloca la bandeja en el congelador una vez más.

17. Corta en 5 partes iguales. Retira la bandeja desmontable.

18. Sirve frío.

Budín de dátiles y nueces

Tiempo de preparación: 25 minutos

Tiempo de cocción: 60 minutos

Porciones: 4

Valores nutricionales por porción:

Calorías - 282

Grasas - 16 g

Carbohidratos - 55 g

Proteínas - 6 g

Ingredientes:

- ½ taza de dátiles secos picados y sin carozo

- ¼ taza de margarina reducida en sal

- 1 huevo ligeramente batido

- 1/8 de cucharadita de canela molida

- ¼ taza de nueces picadas, tostadas

- 2 cucharadas de leche baja en grasas

- ¼ taza de azúcar moreno

- ½ taza de harina leudante

- ¼ cucharadita de jengibre molido

<u>Para la salsa de piña y mermelada:</u>

- ½ lata (de una lata de 400 grs) de piña natural, finamente picada

- 2 ½ cucharadas de mermelada de naranja

- ½ cucharadita de arrurruz

Preparación:

1. Precalienta el horno a 350°F o 180°C.

2. Prepara un molde pequeño para el budín forrándolo con papel pergamino o manteca (en forma de círculo para que quepa en el fondo del molde).

3. Coloca los dátiles y una cucharada de leche en un bol y mezcla bien. Deja a un lado.

4. Pon el azúcar, la margarina, una cucharada de leche y el huevo en otro tazón y bate bien.

5. Coloca la harina, el jengibre molido y la canela en un tercer tazón y revuelve bien.

6. Añade la mezcla de harina al tazón de la mezcla de huevo y bate hasta que quede suave. Puedes usar una batidora eléctrica.

7. Añade las nueces y los dátiles remojados y mezcla suave.

8. Vierte la mezcla en el recipiente del budín.

9. Coloca el recipiente del budín en una bandeja para hornear. Toma un poco de agua hirviendo y viértela alrededor del molde hasta 1,25cm.

10. Cubre con papel de aluminio el molde para hornear y la bandeja.

11. Coloca la bandeja y el recipiente del budín en el horno. Hornea durante 50 minutos, o hasta que al insertar un palillo en el salga limpio. Si no está limpio, hornea otros 10 minutos.

12. Saca el molde y colócalo en la rejilla de alambre para que enfríe.

13. Mientras el budín se hornea, haz la salsa de piña y mermelada. Utiliza la mayor parte del jugo de la piña (unos 2/3). El resto puede ser usado en alguna otra receta, como un batido.

14. Coloca el arrurruz y una cucharadita del jugo de piña en una pequeña cacerola. Bate bien.

15. Añade el resto del jugo y coloca la cacerola a fuego medio. Deja que hierva, revolviendo constantemente. Quedará ligeramente espeso.

16. Añade los trozos de piña y la mermelada. Revuelve bien. Deja que se cocine a fuego lento un par de minutos. Revuelve de vez en cuando. Apaga el fuego.

17. Invierte el budín en un plato. Esparce un poco de la salsa sobre él.

18. Corta en 4 porciones iguales y sirve con un poco de la salsa restante. Se puede servir caliente o a temperatura ambiente.

Pudin de chocolate saludable

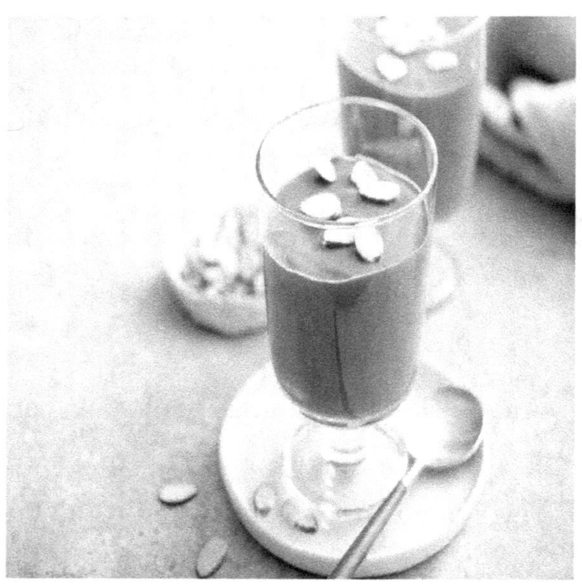

Tiempo de preparación: 5 minutos

Tiempo de cocción: 0 minutos

Porciones: 4

Valores nutricionales por porción:

Calorías - 454

Grasas - 18 g

Carbohidratos - 69 g

Proteínas - 11 g

Ingredientes:

- 2 plátanos maduros cortados en rodajas

- ½ taza de mantequilla de maní

- ½ taza de avena

- 1/8 de cucharadita de sal

- ½ taza de cacao en polvo

- ½ taza de miel

- 1 cucharadita de extracto de vainilla

Preparación:

1. Mezcla los plátanos, la mantequilla de maní, la avena, la sal, el cacao, la miel y la vainilla en una licuadora hasta que la mezcla quede suave.

2. Divide en partes iguales en 4 tazones de postre. Cubre los tazones con papel film.

3. Refrigera un par de horas, o hasta que cuaje.

4. Sirve frío.

Paletas de café y chocolate congeladas en capas

Tiempo de preparación: 20 minutos

Tiempo de cocción: 0 minutos

Porciones: 4

Valores nutricionales por porción:

Calorías - 78

Grasas – 0,4 g

Carbohidratos - 16,2 g

Proteínas - 3,2 g

Ingredientes:

- ½ paquete (de un paquete de 4 porciones) de mezcla de pudín de chocolate blanco instantáneo sin grasa, sin azúcar y bajo en calorías

- 1 taza de leche descremada

- 3 cucharadas de leche condensada azucarada sin grasa

- 1 cucharadita de café expreso instantáneo en polvo, o más, a gusto.

- ¾ taza de agua

- 2 cucharadas de cacao amargo en polvo.

- ¼ cucharadita de extracto de vainilla

Preparación:

1. Para la primera capa: coloca la mezcla para el pudín, ¾ cucharadita de polvo para café expreso y la leche en un tazón.

2. Bate de forma constante durante 2 minutos, o hasta que esté espeso.

3. Toma 4 vasos de papel o plásticos y divide la mezcla en partes iguales.

4. Cubre los vasos con papel film y ponlos en la nevera.

5. Mientras la primera capa se enfría, prepara la segunda capa.

6. Coloca la leche condensada, el extracto de vainilla, el resto del café en polvo y el cacao en polvo en un bol y bate bien.

Añade más polvo de expreso si lo deseas.

7. Añade agua y bate hasta que todo esté bien mezclado.

8. Vierte la mezcla de leche condensada sobre la primera capa fría.

9. Cubre los vasos de papel con papel de aluminio. Haz una hendidura en cada uno. Insertar palitos de helado a través de la rendija, en el vaso.

10. Coloca las paletas de helado en el congelador. Congélalas hasta que estén firmes. Debería tomar entre 10 y 12 horas.

11. Justo antes de servir, desecha el papel de aluminio y el vaso de papel.

Conclusión

A estas alturas, ya sabes más que suficiente para empezar la dieta Sirtfood. Sabes cómo funcionan los activadores de sirtuina. Sabes cómo beneficiará a tu cuerpo. Seguir las pautas de la dieta Sirtfood y utilizar las recetas de esta guía te ayudará a mejorar tu salud en general en poco tiempo.

Asegúrate de mantenerte alejado de la comida chatarra y de cualquier cosa que sepas que te alejará de tu objetivo final. Aunque está bien darse un gusto con este tipo de comida de vez en cuando, debes evitarla todo lo posible. Comer esos alimentos con frecuencia reducirá los beneficios de la dieta Sirtfood y te hará ganar peso de nuevo. Si quieres vivir una vida larga y saludable, en vez de una vida cargada de problemas de salud, es importante que comas bien, y más aún a medida que envejeces.

El aumento de peso tiene muchas desventajas que quizás ya hayas experimentado, como la falta de energía, la baja autoestima, el alto riesgo de enfermedades como la diabetes tipo 2, etc. Cambiar a una dieta saludable de Sirtfood y a un plan de estilo de vida te ayudará a reducir esos efectos negativos y a llevar una vida mejor. Puede ser un poco difícil al principio, pero la dieta Sirtfood es mucho más fácil de seguir que otras dietas de moda. Un incentivo adicional para seguirla es que verás resultados reales.

Muchas celebridades como Adele han seguido esta dieta y han observado una pérdida de peso significativa en los últimos años. Si estás listo para experimentar estos beneficios, comienza a implementar las pautas de esta dieta en tu propia vida ahora mismo. Si lo encuentras efectivo, puedes incluso recomendar este libro a otros amigos o familiares que puedan beneficiarse de él.

Recetario y Plan de comidas Dieta Sirtfood 2021

Recetas Top Secret

que necesitarás para activar tu gen de la delgadez

Con alimentos con sirtuina.

(La guía completa para principiantes)

Por: Haley Joseph

1

© Copyright 2020 – Derechos reservados.

El contenido de este libro no puede ser reproducido, duplicado o transmitido sin el permiso directo del autor.

Bajo ninguna circunstancia se podrá responsabilizar legalmente o culpar al editor por cualquier reparación, daño o pérdida monetaria debido a la información aquí contenida, ya sea directa o indirectamente.

Aviso legal:

Este libro está protegido por los derechos de autor. Es solo para uso personal. No se puede modificar, distribuir, vender, usar, citar o parafrasear ninguna parte o el contenido de este libro sin el consentimiento del autor.

Aviso de exención de responsabilidad:

Por favor, tenga en cuenta que la información contenida en este documento es solo para fines educativos y de entretenimiento. Se ha hecho todo lo posible por proporcionar una información completa, precisa, actualizada y fiable. No hay garantías de ningún tipo, ni expresas ni implícitas. Los lectores reconocen que el autor no se compromete a dar consejos legales, financieros, médicos o profesionales. El contenido de este libro se ha obtenido de varias fuentes. Por favor, consulte a un profesional autorizado antes de intentar cualquier técnica descrita en este libro.

Al leer este documento, el lector está de acuerdo en que bajo ninguna circunstancia el autor es responsable de ninguna pérdida, directa o indirecta, en la que se incurra como resultado del uso de la información contenida en este documento, incluyendo, pero no limitándose a errores, omisiones o inexactitudes.

Contenido

Introducción

Es desafortunado que muchas personas encuentren más fácil completar sus tareas del día que invertir tiempo en cocinar comidas saludables. Esto resulta en una dependencia de comidas listas para comer o en ordenar (mayormente comida chatarra.) Esto puede definitivamente ahorrarte tiempo, pero a la larga pagarás un precio mucho más alto por esto. Tus malos hábitos alimenticios te llevan a complicaciones de salud como la obesidad, la diabetes, las enfermedades cardíacas, la inflamación y mucho más.

Según las investigaciones, más de 650 millones de adultos en todo el mundo son obesos. Si estás leyendo este libro, hay una buena posibilidad de que quieras aprender a mantener tu peso bajo control. La mejor manera de abordar tus problemas de peso es comiendo bien y teniendo un estilo de vida activo. Tu dieta juega un papel importante en tu viaje de pérdida de peso. Para lograr la pérdida de peso, tienes que enfocar el 80% en tu dieta y el 20% en el ejercicio.

Cuando la mayoría de las personas escuchan la palabra dieta, normalmente les da un mal sabor de boca ya que asocian la dieta con el consumo de porciones extremadamente pequeñas, alimentos monótonos e insípidos y la eliminación de un grupo de alimentos de su lista de alimentos diarios. Todo esto puede no garantizar resultados duraderos, de todos modos. Bueno, eso está lejos de la verdad. Hay muchas dietas que permiten comer mucha comida sabrosa, sin contar las calorías, y también mejorar la salud en general. Una de esas dietas es la dieta de los sirtfoood.

Si estás luchando para mantener el peso ideal o para perder peso, entonces la dieta sirtfood es para ti. La dieta Sirtfood es un protocolo de alimentación que viene en dos fases y suele durar un mes. Comenzarás a ver resultados positivos dentro de la primera semana de seguir la dieta. Después de las cuatro semanas de esta dieta, puedes elegir continuar con el ciclo para obtener resultados duraderos.

Principios de la dieta

La dieta Sirtfood fue desarrollada por Glen Matten y Aidan Goggins, famosos autores y consultores de nutrición. Su objetivo era desarrollar un patrón de alimentación saludable fácil de seguir que no solo se centrara en la pérdida de peso, sino que también ofreciera beneficios generales para la salud. El dúo siguió la dieta sirtfood comiendo alimentos ricos en sirtuina en sus comidas diarias y descubrieron el secreto y los poderes curativos de la dieta sirtfood.

La dieta sirtfood se basa en una simple teoría de consumo de alimentos ricos en sirtuina. Sirtuinas son un compuesto de proteínas que regula varias funciones del cuerpo como el metabolismo, la inflamación y la construcción de células. Unos pocos compuestos vegetales son ricos en estos compuestos de proteína sirtuina, y se les llama sirtfood.

La dieta Sirtfood permite comer cosas como el chocolate negro, vino tinto, verduras crucíferas, nueces, té verde matcha, etc. Estos no solo son deseables, sino que también ayudan a activar las delgadas vías genéticas de tu cuerpo. Estos genes delgados imitan los efectos del ayuno y el ejercicio, por lo que puedes comer una comida completa y no tener que entrenar o hacer ejercicio intensivo para cosechar los beneficios de la pérdida de peso.

Hay mucho que aprender sobre la dieta de sirtfood, y este libro tiene toda la información que necesitas saber. Aprenderás sobre los beneficios de la dieta y cómo utiliza el gen de la delgadez para ayudarte a perder peso. También aprenderás sobre las dos fases de la dieta y los alimentos de sirena que deberás incluir en tu dieta. Este libro también viene con numerosas recetas de sirt, que son fáciles de hacer. Estas recetas son extremadamente nutritivas y sabrosas y son ricas en ingredientes certificados de sirtfood que te ayudarán a perder peso mientras comes.

Antes de planear el cambio, recuerda que no es fácil cambiar a cualquier dieta de la noche a la mañana, así que tómate tu tiempo. Aprende a ser amable contigo mismo, especialmente a medida que tu cuerpo se adapta a los cambios en tu dieta. Fíjate en las señales que te da tu cuerpo y ve hasta dónde puedes llegar. Si te lo tomas con calma, antes de que te des cuenta, harás fácilmente la transición a la dieta de sirtfood y cosecharás los muchos beneficios que ofrece.

Si quieres aprender más sobre esta dieta, empecemos sin más demora.

Capítulo 1: ¿Qué es la dieta Sirtfood?

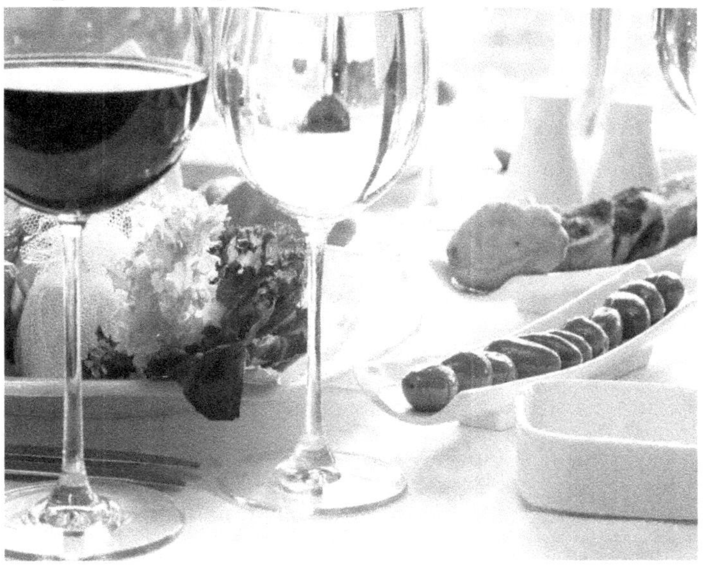

El ayuno ha demostrado ser beneficioso para la pérdida de peso. Los creadores de la dieta, Glen Matten y Aidan Goggins, se inspiraron en la idea del ayuno cuando desarrollaron la dieta Sirtfood. La dieta Sirtfood beneficia a tu cuerpo de la misma manera que el ayuno, pero no requiere que ayunes. Sí, lo has oído bien. Puedes cosechar los beneficios del ayuno sin ayunar activamente.

Antes de entender cómo funciona, veamos la teoría en la que se basa esta dieta.

Teoría de la dieta Sirtfood

La dieta de sirtfood no es exactamente una dieta, sino un patrón de alimentación que te ayuda a llevar una vida más saludable. Puedes disfrutar de los beneficios del ayuno sin privar a tu cuerpo de la comida y la nutrición que necesita. El ayuno como concepto ha existido desde el principio de la civilización, pero no es una práctica fácil de seguir. Es lamentable que muchas personas castiguen a sus cuerpos siguiendo arduas dietas de ayuno y patrones de alimentación solo para perder peso lo más rápido posible. Si se sigue de manera holística, puede beneficiar al cuerpo, pero la mayoría de las personas toman medidas extremas para obtener resultados rápidos, lo que puede dar lugar a problemas como una nutrición inadecuada, desequilibrio en el azúcar en la sangre, anemia, fatiga y un sistema inmunológico debilitado.

La mayoría de la gente no entiende que las dietas de ayuno funcionan bien porque activan el gen de la delgadez en el cuerpo. Cuando se activa este gen, no permite que el cuerpo almacene grasa. El cuerpo pasa automáticamente al modo de supervivencia cuando no se consume suficiente comida para proporcionarle energía. Cuando se reduce la ingesta calórica, el cuerpo se dirige a las reservas de grasa para proporcionar energía a las células y órganos. Lo que hace la dieta Sirtfood es que esencialmente proporciona los beneficios del ayuno y activa el gen de la delgadez sin tener que castigar a tu cuerpo con el arduo ayuno.

Entendiendo la dieta de Sirtfood

Matten y Goggins desarrollaron esta dieta mientras trabajaban en un gimnasio privado. Son conocidos nutricionistas y consultores de salud que han estado en la industria por mucho tiempo. Según ellos, el gen de la delgadez en tu cuerpo puede ayudarte a perder peso si comes los alimentos adecuados para desencadenarlo. La dieta de sirtuinas solo incluye alimentos ricos en un compuesto llamado sirtuina. Las sirtuinas son compuestos proteicos que benefician al cuerpo de numerosas maneras. Los beneficios de las sirtuinas son:

- Regulan diferentes funciones en el cuerpo

- Reducen la inflamación

- Aumentan la vida útil

- Mejoran el metabolismo

El dúo creía que diferentes compuestos de plantas podrían ayudar a aumentar las sirtuinas en el cuerpo.

15

Estos alimentos ricos en sirtuinas se llaman sirtelas, y veremos algunos de estos alimentos en detalle en el tercer capítulo. A diferencia del ayuno, la dieta de sirtuinas requiere que comas comidas saludables y sanas hechas con ingredientes ricos en sirtuinas, que liberan el compuesto proteico en tu cuerpo. Esto asegura que proveas a su cuerpo con la nutrición requerida. Además, tienes que restringir tu ingesta calórica durante la primera semana para activar el gen de la delgadez, que también ayuda a reducir el peso de forma saludable.

Según el dúo de autores que diseñaron esta dieta, la dieta sirtfood reduce el riesgo de varias enfermedades y también activa el gen de la delgadez. Dado que la dieta es todavía relativamente nueva, hay pocas investigaciones disponibles para respaldar esta afirmación, aunque una serie de celebridades como Adele, David Haye y Jodie Kidd que siguieron esta dieta mostraron resultados tremendos.

Los alimentos que aumentan los compuestos de sirtuina tienen muchas propiedades saludables y vienen con una gran cantidad de beneficios. Muchos de los alimentos de la lista también se consideran superalimentos. Tanto Matten como Goggins realizaron pruebas intensivas para entender cómo la dieta afecta a las personas. Realizaron estas pruebas y ensayos en su centro de fitness con 39 sujetos y publicaron los detalles y conclusiones de su estudio en un libro del que fueron coautores. El objetivo del estudio era consumir solo sirtfood y determinar cómo cambia el cuerpo de una persona debido a estos ingredientes.

Los sujetos debían hacer poco ejercicio cada día para ayudar a la pérdida de peso y al crecimiento muscular. Su peso fue monitoreado regularmente; Matten y Goggins notaron que algunas personas también desarrollaron masa muscular. El dúo continuó monitoreando el peso de sus sujetos incluso después de que regresaron a su estilo de vida anterior. Observaron que la mayoría de las personas eran capaces de mantener su peso siempre y cuando controlaran su ingesta calórica.

Es importante señalar que cuando se priva al cuerpo de calorías, el cuerpo ataca el glucógeno almacenado para producir energía antes de que ataque los depósitos de grasa. Por lo tanto, cuando estás en cualquier dieta, el peso que pierdes durante las primeras semanas es principalmente agua y glucógeno. Tu cuerpo necesita cuatro moléculas de agua para almacenar una molécula de glucosa, y estas moléculas son las primeras en ser atacadas cuando hay un déficit de calorías.

Matten y Goggins notaron que los sujetos que volvieron a sus antiguos patrones de alimentación ganaron el peso que perdieron y más en un lapso de una semana. Solo aquellos que siguieron los principios de la dieta y consumieron alimentos ricos en sirtuina continuaron perdiendo peso. La dieta sirtfood te ayudará a perder peso en las primeras semanas a medida que cambies todo tu patrón de alimentación y consumas más alimentos ricos en sirtuina. Si decides volver a tus antiguos patrones de alimentación, el peso volverá. Solo puedes mantener tu peso si sigues este patrón de alimentación.

Como se mencionó anteriormente, la dieta de sirtuinas aumenta la ingesta de alimentos ricos en sirtuinas. Esto, junto con la restricción calórica prescrita por la dieta, ofrece sus beneficios de pérdida de peso. Las sirtuinas estimulan la producción de una proteína específica conocida como Linfoma Quinasa Anaplásico (ALK). Se cree que es la responsable de la pérdida de peso asociada a esta dieta. El gen de la delgadez es el responsable de regular la producción de ALK. La principal diferencia en nuestro metabolismo es responsable de la capacidad de perder o ganar peso. Por ejemplo, algunos luchan por perder peso mientras que otros se enfrentan a dificultades para ganarlo. Un grupo de científicos se propuso determinar la razón principal de esta diferencia. Durante su investigación, se toparon con lo que ellos llaman el gen de la delgadez.

La presencia de una variante del gen ALK regula la capacidad de un individuo para ganar peso independientemente de su dieta. Los investigadores establecieron lo mismo. Este gen está presente en una parte del cerebro responsable de regular el apetito, conocida como el hipotálamo. El gen delgado también regula la grasa almacenada en el cuerpo y la ingesta de grasas. Los científicos observaron el ADN de más de 45.000 individuos. También utilizaron datos del biobanco de Estonia, una base de datos biológica masiva. Durante su investigación, los científicos descubrieron que a los individuos con cualquier variante de este gen específico les costaba mucho trabajo ganar peso. Si la pérdida de peso es su prioridad, activar este gen es una buena idea. La forma más simple de hacerlo es siguiendo la dieta de Sirtfood.

Beneficios de la dieta Sirtfood

Los creadores de la dieta llevaron a cabo varios ensayos y estudios para determinar el efecto de los sirtfood en sus sujetos. Observaron que cada participante perdió al menos siete libras al final de la primera semana. Los participantes también afirmaron que dormían mejor, estaban más alerta y tenían la piel clara después de comenzar la dieta. También afirmaron que los diversos sirtfood incluidos en esta dieta saciaron su apetito y redujeron su hambre. Estos alimentos tenían los nutrientes necesarios para mejorar el metabolismo del cuerpo, lo que ayudó a la pérdida de peso.

El dúo también creía que los sirtfood tenían más posibilidades de reducir las enfermedades cardiovasculares y otras enfermedades crónicas, ya que mejoraban el funcionamiento del sistema inmunológico. Algunos participantes en el estudio tenían enfermedades cardíacas, diabetes y Alzheimer. Observaron que estos participantes mostraron una reducción de los síntomas de estas enfermedades cuando cambiaron a la dieta de sirteles.

Matten y Goggins también mencionaron que la dieta podría mejorar el metabolismo del cuerpo al revertir cualquier problema persistente. Esto solo puede suceder si se sigue la dieta a largo plazo. También creían que esta dieta es un patrón de alimentación y una forma de vida, ya que ayuda a las personas a mantenerse saludables y en forma. Los creadores observaron en sus estudios que la mayoría de los participantes no perdían músculo, aunque perdían peso.

Capítulo 2: Fases de la Dieta

Ya sabes lo que es la dieta Sirtfood y los beneficios que ofrece. Se están llevando a cabo muchas investigaciones para saber más sobre lo que la dieta puede hacer por ti. Es importante aprender más sobre el proceso de esta dieta antes de empezar. Este capítulo arroja algo de luz sobre las fases de la dieta.

La dieta se divide en dos fases, y cada fase tiene un conjunto de instrucciones que debes seguir si deseas cambiar la forma en que tu cuerpo reacciona a estos alimentos. Si quieres que las sirtuinas trabajen para ti, asegúrate de seguir los patrones de la dieta. Apégate a los principios de la dieta si quieres que tu metabolismo cambie. Las dos fases de esta dieta duran entre una y tres semanas. Puedes continuar repitiendo las fases de esta dieta hasta que cumplas con tus objetivos de salud y pérdida de peso.

Necesitas prepararte antes de empezar la dieta Sirtfood. La dieta no es restrictiva, pero hay algunos alimentos que debes incluir en tu dieta. Por ejemplo, debes beber jugos verdes regularmente cuando cambies a esta dieta. Veamos primero las fases de la dieta antes de mirar la lista de alimentos que cumplen con los Sirtfood.

Etapa de Híper Éxito

La primera fase, también conocida como la etapa de hiper éxito, requiere que se reduzcas la ingesta calórica de lo habitual a 800 - 1000 calorías por día. Esta etapa de la dieta dura siete días, y se divide en dos partes. La primera parte de esta fase dura tres días. Durante estos tres días, debes cumplir con los siguientes objetivos:

Beber jugos verdes tres veces al día

Comer una comida rica en sirtfood

Esto no significa que puedas comer lo que quieras en tus otras comidas. Los primeros tres días de la dieta pueden parecer restrictivos, pero mira el panorama general.

Concéntrate en los beneficios de la dieta y recuerda que la primera parte de la fase dura solo tres días, lo cual es un precio muy pequeño a pagar.

Cuando los tres días terminan, pasas a la siguiente parte de la fase. En estos cuatro días, puedes aumentar tu ingesta calórica a 1000 - 1300 calorías. Necesitas beber jugo verde dos veces al día y comer dos comidas ricas en Sirtfoods durante esta parte. Cuando termines esta etapa, debes pasar a la siguiente fase. Los expertos afirman que debes continuar esta fase durante al menos tres semanas para asegurarte de que tu cuerpo se adapta al cambio en tus patrones de alimentación.

Sin embargo, puedes elegir entre continuar la fase uno durante tres semanas o pasar a la siguiente fase después del séptimo día. Pronto notarás que estás perdiendo peso debido a la restricción calórica. Esta fase también te ayuda a desintoxicarte. Ya no consumes alimentos poco saludables ni acumulas un exceso de calorías, ya que tus comidas están llenas de alimentos saludables. Cuando tengas éxito en la primera fase, podrás pasar a la segunda fase de esta dieta.

Fase de Mantenimiento

La segunda fase, también conocida como la fase de mantenimiento, es cuando se trabaja en el patrón de alimentación y el estilo de vida para asegurar que se mantengan los beneficios que se cosecharon en la etapa anterior. A diferencia de la primera fase de esta dieta, que es restrictiva, puedes comer comidas ricas en sirtfood, ya que no tienes que reemplazar tus comidas con jugo verde. En esta fase, necesitas beber solo un vaso de jugo verde. Todas tus otras comidas tienen que ser comidas ricas en Sirtfood (puedes elegir las recetas compartidas en este libro para estas comidas.) Esta fase dura dos semanas, pero puedes extender la fase por más tiempo si lo deseas. Como su nombre lo indica, es la fase de mantenimiento, y si continúas comiendo comidas ricas en Sirtfood, seguirás perdiendo peso o, en el peor de los casos, mantendrás tu pérdida de peso.

En este punto de la dieta, ya no tienes que preocuparse por tu ingesta calórica y se te permite comer comidas saludables. Dicho esto, no puedes consumir demasiadas calorías. Cuando se mantiene un déficit calórico, el cuerpo comienza a utilizar las reservas de grasa para producir energía. Si quieres cosechar los beneficios de la dieta mientras mantienes tu ingesta calórica, tienes que ser consciente de los alimentos que comes.

La dieta Sirtfood te hace consciente de los alimentos que consumes. Necesitas dejar de depender de los alimentos no saludables y reemplazarlos por los sirtus más saludables que se enumeran en el siguiente capítulo. Cuando cambias tus hábitos alimenticios, aprendes a regular tu ingesta. Tu cuerpo también cambia la forma en que procesa los alimentos. Si sientes que su cuerpo necesita un impulso, reinicia las fases de la dieta. Si deseas mantener los beneficios de esta dieta, debes aumentar la ingesta de los alimentos que se enumeran en el capítulo siguiente.

Capítulo 3: Los mejores alimentos Sirt

Antes de ver las recetas del libro, tienes que entender las diferentes razones por las que algunos alimentos se incluyen en la dieta de Sirtfood. Este capítulo enumera algunas dietas Sirtfood y sus beneficios.

Col rizada

La mayoría de las dietas incluyen la col rizada, ya que se considera un superalimento. Esta verdura forma parte de la familia de la col y es baja en calorías. Una taza de col rizada contiene 33 calorías, 3 gramos de proteína, 2 gramos de carbohidratos y 2 gramos de fibra. Esta verdura también es rica en antioxidantes, que reducen cualquier daño causado a las células debido al estrés oxidativo. El estrés oxidativo es una de las principales razones para el desarrollo de enfermedades crónicas. Los polifenoles y flavonoides son los principales antioxidantes de la col rizada.

Alcaparras

Las alcaparras, o bayas de alcaparras, son nativas del Mediterráneo. La mayoría de los alimentos mediterráneos tienen alcaparras encurtidas, y este alimento tiene menos calorías en comparación con la mayoría de las verduras y frutas. Una onza de alcaparras contiene solo 6,5 calorías y 1 gramo de fibra. Puedes aumentar el consumo de alcaparras sin ninguna preocupación, especialmente si quieres aumentar su consumo de fibra. La fibra dietética ayuda a estabilizar y mantener los niveles de azúcar en la sangre, ya que controla la necesidad del cuerpo de absorber el azúcar.

Vino tinto

Según la investigación de Singh K y otros (2018), el resveratrol, un antioxidante, activa las sirtuinas. La piel de las uvas que se utilizan para hacer vino tiene un alto contenido de resveratrol. Este compuesto también es conocido por ayudar a la pérdida de peso. El resveratrol reduce el riesgo de enfermedades cardíacas, diabetes y ayuda a la pérdida de peso. Por lo tanto, no es malo beber un vaso de vino con las comidas. Dicho esto, deberías beberlo con moderación ya que puede desequilibrar tu nivel de azúcar en la sangre.

Chocolate negro

Según un estudio realizado por Bohannon J et al. (2015), el chocolate puede ayudar en la pérdida de peso. Sin embargo, lo mejor es comer cacaos o chocolate negro, ya que no contienen sólidos de leche y azúcares añadidos. Las investigaciones también demuestran que el chocolate negro contiene antioxidantes y otros compuestos que reducen el riesgo de enfermedades cardiovasculares. Estos compuestos también mejoran el estado de ánimo y las capacidades mentales. Si no puede controlar tu consumo de chocolate, no tienes que preocuparse porque la dieta de Sirtfood no restringe tu consumo de chocolate negro. Otro estudio realizado por Duarte D y otros (2015) sugiere que el cacao y el chocolate negro están asociados con la mejora de la capacidad del cuerpo para activar la vía sirtuina.

Cebolla roja

Las cebollas rojas se utilizan en diferentes cocinas, y es un ingrediente versátil. Es baja en calorías y puede ser añadida a la mayoría de los platos sin ninguna preocupación. Slavin J y otros (2007) realizaron un estudio que demostró que las cebollas rojas contienen suficiente fibra para ayudar a las personas a mantener su peso. La quercetina, un flavonoide que se encuentra en la cebolla roja, ayuda a la pérdida de peso. Este flavonoide también mejora el funcionamiento del gen de la delgadez en el cuerpo mediante la activación de las sirtuinas, lo que ayuda a perder peso fácilmente.

Fresas

Si te gustan las fresas, entonces esta dieta es perfecta para ti. Esta baya no solo es deliciosa, sino que también es rica en nutrientes. Una taza de fresas tiene menos calorías que la mayoría de las bayas. Solo contiene 50 calorías y 3 gramos de fibra dietética. Esta baya también te ayuda a cumplir con al menos el 30% y el 45% de tu ingesta requerida de manganeso y vitamina C. Puedes comer fácilmente un tazón de fresas como un bocadillo, pero la mayoría de la gente usa esta fruta cuando hacen postres, con azúcar añadida, harina procesada y productos lácteos, que no ofrece ningún beneficio a su cuerpo. Algunas otras vitaminas y minerales presentes en las fresas son el potasio, las elagitaninas, la pelargonidina, el folato, el ácido elágico y las procianidinas. Las fresas, al igual que las uvas, son ricas en resveratrol, que es un ingrediente antiinflamatorio.

Aceite de oliva virgen extra

El aceite de oliva extra virgen se usa en la mayoría de los platos mediterráneos e italianos. Este aceite es conocido por sus beneficios y se extrae de uno de los árboles más antiguos conocidos y cultivados en el mundo. La gente ha usado el aceite de oliva por más de 9000 años, y fue usado como un ingrediente clave en la mayoría de las medicinas tradicionales y pastas medicinales. Hipócrates, el padre de la medicina, también sugirió que este aceite podía curar casi cualquier enfermedad. Este aceite se extrae del fruto del olivo y es la forma más pura de aceite de oliva. Las investigaciones realizadas por Menéndez J y otros (2013) muestran que el aceite de oliva es rico en polifenoles. También se sabe que el aceite activa el funcionamiento del gen de la delgadez que ayuda a perder peso.

Algunos otros alimentos que puedes incluir en tu dieta son:

- Té verde

- Los cítricos

- Arándanos

- Manzanas

- Dátiles de Medjool

- Nueces

- Cúrcuma

- Alforfón

- Perejil

- Soja

- Rúcula

Capítulo 4: Jugos y Batidos

Jugo verde con apio de monte

Porciones: 2

Ingredientes:

- 4 grandes puñados de hojas de col rizada, desgarradas

- Un puñado de hojas de apio de monte

- 1 manzana verde mediana, sin corazón, en rodajas

- Un puñado de perejil de hoja plana

- 2 grandes puñados de rúcula

- 1 cucharadita de té verde matcha en polvo

* Jugo de un limón

* 4 - 6 tallos de apio con hojas, picados

Instrucciones:

1. Hacer jugo de la col rizada, el perejil, el apio de monte, la rúcula, la manzana y el apio en un exprimidor.

2. Añade el jugo de limón y el polvo de té verde matcha al jugo extraído justo antes de servirlo.

3. Viértelo en dos vasos y sírvelo con hielo si lo desea.

Jugo verde con espinacas

Porciones: 2

Ingredientes:

* 2 grandes puñados de hojas de col rizada, desgarradas

- 2 grandes puñados de perejil

- 1 manzana verde, sin corazón, en rodajas

- Jugo de un limón

- 2 grandes puñados de rúculas

- 2 grandes puñados de espinacas bebé

- 1 pepino, picado

- 3 pulgadas de cúrcuma fresca, pelada, rebanada

- 1 cucharadita de té verde matcha en polvo

Instrucciones:

1. Añade la col rizada, lechuga perejil, cúrcuma, pepino, manzana y rúcula en un exprimidor y extrae el jugo.

2. Añade el jugo de limón y el polvo de té verde matcha al jugo extraído justo antes de servirlo.

3. Viértelo en dos vasos y sírvelo con hielo.

Batido Maravilla Sirtfood

Porciones: 2

Ingredientes:

- 2 puñados de rúcula

- 2 puñados de hojas de col rizada

- 6 ramitas de perejil

- Un puñado de berros

- Jugo de una lima o limón

- 1 cucharadita de polvo de matcha

- 1 ½ tazas de agua

Instrucciones:

1. Pon todos los vegetales y el agua en una licuadora. Licuar hasta que esté suave.

2. Viértelo en 2 vasos y sírvelo con hielo si lo deseas.

Batido Lassi de Cúrcuma

Porciones: 2

Ingredientes:

- 2 tazas de trozos de mango congelados

- 1 taza de yogur griego natural bajo en grasa

- ½ pulgada de jengibre fresco rallado

- ½ cucharada de cúrcuma fresca rallada o ½ cucharadita de polvo de cúrcuma

- 2 tazas de cubitos de hielo

- 2 tazas de agua

- 1 taza de leche de coco, sin azúcar.

Instrucciones:

1. Coloca el mango, el jengibre, la cúrcuma, el jengibre y los cubitos de hielo en una licuadora.

2. Vierte el agua, la leche de coco y el yogur.

3. Licuar hasta que esté suave.

4. Verter en 2 vasos y servir.

Batido verde

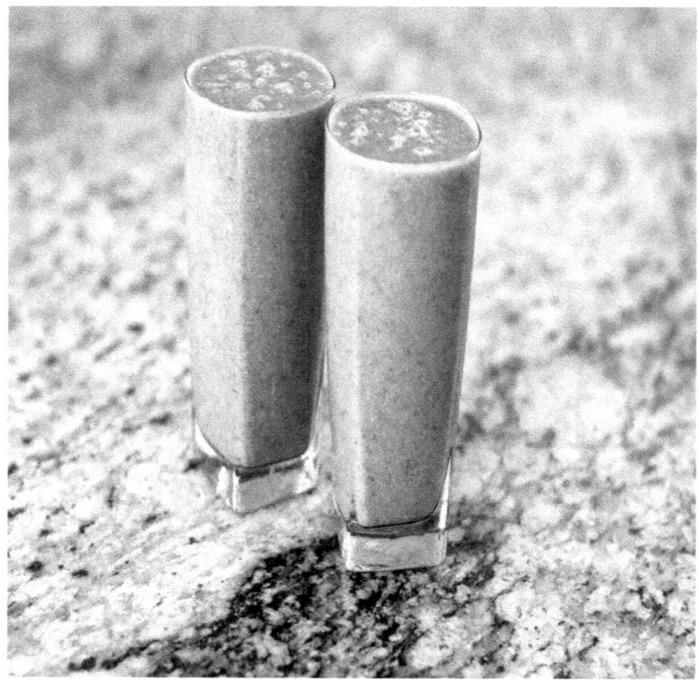

Porciones: 2 – 3

Ingredientes:

- 1 taza de bayas mixtas congeladas

- 1 plátano, en rodajas

41

- 1 - 2 tazas de leche de tu elección

- 1 taza de col rizada

- 1 taza de rúcula

- 1 cucharada de semillas de lino o de chía molidas

Instrucciones:

1. Combina las bayas, el plátano, la leche, la col rizada, la rúcula y las semillas de lino en una licuadora.

2. Mezcla hasta obtener un buen puré.

3. Si el batido te parece muy espeso, añade un poco más de leche.

4. Viértelo en vasos y sírvelo.

Capítulo 5: Recetas para el desayuno

Pan de plátano con trigo vegetariano

Porciones: 24

Ingredientes:

Para los ingredientes secos:

- 3 ½ tazas de harina de trigo sarraceno

- 4 ½ cucharaditas de polvo de hornear

- 2/3 taza de azúcar de coco o azúcar moreno

- ½ cucharadita de sal marina fina

- 4 cucharaditas de canela molida

Para los ingredientes húmedos:

- 2 cucharaditas de extracto de vainilla

- 2/3 taza de aceite vegetal

- 3 ½ tazas de puré de plátano muy maduro

Instrucciones:

1. Engrasar 2 moldes para pan (9 x 5 pulgadas) con aceite de oliva en aerosol. Coloca una hoja de papel pergamino en cada molde. Esto es opcional, pero ayuda a remover fácilmente los panes horneados. Además, prepara el horno precalentándolo a 350° F.

2. Combinar todos los ingredientes secos en un recipiente, es decir, harina de alforfón, polvo de hornear, sal, azúcar de coco y sal.

3. Combinar el aceite vegetal, los plátanos y la vainilla en otro tazón. Bátelo hasta que esté suave.

4. Verter en el tazón los ingredientes secos y remover hasta que se incorporen, asegurándose de no sobremezclarlos.

5. Divide la masa entre los moldes de pan. Poner los moldes en el horno y hornear durante unos 50 - 55 minutos. Para comprobar si el pan está listo,

inserta un palillo en el centro del pan. Retira el palillo. Si ves algunas partículas pegadas en él, hornea durante unos minutos más.

Ensalada de frutas en capas

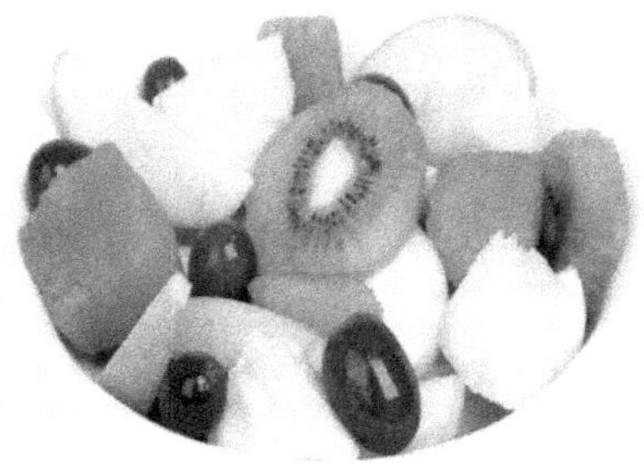

Porciones: 3

Ingredientes:

- 3 onzas de yogur griego sin grasa.

- 4 onzas de queso crema ligero

- ½ cucharadita de cáscara de naranja finamente rallada

- ½ cucharadita de cáscara de limón finamente rallada
- 1 ½ kiwis, pelados, cortados en rodajas
- ½ naranja mediana, pelada, separada en segmentos, picada
- ½ taza de arándanos
- ½ mango mediano, pelado, deshuesado, cortado en cubos
- ½ cucharada de miel

Instrucciones:

1. Coloca el queso crema en un recipiente. Bate con una batidora eléctrica de mano a velocidad media hasta que esté cremoso.

2. Añade el yogur y bata hasta que esté bien combinado. Agregar la miel y batir hasta que esté suave.

3. Añade la cáscara de limón y la cáscara de naranja y bate hasta que estén bien combinadas.

4. Tomar 3 vasos. Dividir equitativamente las frutas entre los vasos y colocarlas en capas. Cubrir con la mezcla de queso crema.

5. Enfríese hasta que se use.

Huevos revueltos con hierbas mixtas

Porciones: 2

Ingredientes:

- 4 huevos grandes
- 1 cebolla roja, picada
- 2 cucharadas de mantequilla
- Sal marina en copos para espolvorear
- ¼ cucharadita de sal gruesa
- ½ taza de perejil de hoja plana picado
- ½ cucharadita de polvo de cúrcuma
- Pimienta al gusto
- Cebollino picado para adornar

Instrucciones:

1. Derretir la mantequilla en una sartén antiadherente a fuego medio. Añade la cebolla y saltea hasta que esté translúcida.
2. Añade la cúrcuma en polvo y revuelve durante unos segundos. Rompe los huevos en la sartén y revuelve. Espolvorea el perejil y revuelve a menudo hasta que los huevos estén bien cocidos.
3. Añade sal y pimienta a gusto y apaga el fuego.
4. Adorna con cebollino y sirve.

Papilla de alforfón

Porciones: 4 – 5

Ingredientes:

- 4 tazas de agua

- 2 tazas de grano de alforfón, enjuagado.

Para servir:

- Cerezas

- Leche de tu elección

- Extracto de vainilla

- Canela molida

- Jarabe de arce o miel

- Nueces

- Bayas

Instrucciones:

1. Cocina los granos de alforfón con agua en una cacerola a fuego medio-alto. Cuando la mezcla hierva, baja la llama y cocina tapado por unos 12

o 13 minutos y no más. Retira del fuego pero no lo destapes.

2. Déjalo reposar de 5 a 8 minutos.

3. Con un tenedor, esponjar el alforfón.

4. Dividir en tazones. Servir con una o más de las opciones de servicio sugeridas.

5. Almacenar las sobras de la papilla de alforfón en un recipiente hermético en el refrigerador.

Pudín de Vainilla y Semillas de Chía

Porciones: 4

Ingredientes:

- ½ taza de semillas de chía
- 2 cucharaditas de extracto de vainilla
- 4 dátiles, cortados
- 2 tazas de leche de almendra
- 4 mitades de nuez, picadas
- 4 cucharadas de jarabe de arce

Instrucciones:

1. Combina las semillas de chía, vainilla, dátiles, leche de almendras, nueces y jarabe de arce en un tazón de vidrio.

2. Cubrir con papel de aluminio y enfriar durante 3 horas, asegurándose de revolver cada hora.

3. Servir.

53

Nueces asadas a la sal y a la pimienta

Porciones: 8 – 10

Ingredientes:

- 2 tazas de nueces
- Sal al gusto
- 2 cucharadas de aceite de oliva
- Pimienta recién molida a gusto

Instrucciones:

1. Esparcir las nueces en una bandeja de horno forrada en una sola capa.
2. Asar las nueces en un horno precalentado a 350° F durante 8 - 10 minutos o hasta que estén ligeramente doradas.
3. Pasar las nueces a un paño de cocina. Junta los bordes de la toalla y frota las nueces para que se desprenda la piel.

4. Mezclar las nueces con aceite, sal y pimienta y extenderlas de nuevo en la bandeja de hornear.

5. Hornea durante otros 2 o 3 minutos.

6. Enfríalas completamente y guárdalas en un recipiente hermético hasta su uso.

Pilas de trucha ahumada, rúcula y Granny Smith

Porciones: 8 (2 pilas cada una)

Ingredientes:

- 2 manzanas Granny Smith, sin corazón, cortadas en 8 rodajas finas y redondas.
- ¾ taza de hojas de rúcula bebé
- ½ cucharada de aceite de oliva extra virgen
- 6 onzas de filetes de trucha ahumada con pimienta limón.
- 2 cucharadas de jugo de limón

Instrucciones:

1. Pon las rebanadas de manzana en una bandeja de servir.
2. Desmenuzar el pescado en trozos más pequeños después de desechar la piel.
3. Coloca la rúcula en un bol. Rocíenla con aceite y jugo de limón y mézclenla bien.

4. Dividir la rúcula en partes iguales y repartirla sobre las rodajas de manzana.

5. Divide el pescado y colócalo sobre la rúcula.

6. Servir.

Bolas de bollo de canela

Porciones: 20

Ingredientes:

- 10 dátiles
- 1 taza de nueces
- 6 cucharadas de canela molida
- 2 cucharadas de nueces finamente picadas
- 2 cucharaditas de cardamomo molido

Instrucciones:

1. Pon los dátiles y agrégalos al tazón del procesador de alimentos. También agrega las nueces, el cardamomo y la canela y mezcla hasta que esté suave o se logre la textura deseada.

2. Transfiere la mezcla a un tazón. Coloca las nueces picadas en un plato.

3. Dividir la mezcla en 20 porciones iguales y darle forma de bolas. Humedecer las manos con agua mientras se hacen las bolas. Rebozar las bolas en las nueces picadas.

4. Transferir las bolas a un recipiente hermético. Refrigerar hasta su uso. Puede durar de 7 a 8 días. También puedes ponerlas en el congelador. Puede durar 3 meses en el congelador.

Bolas de queso de cabra y nueces pecanas con arándanos

Porciones: 12 – 15

Ingredientes:

Para las bolas de queso de cabra:

- 3 onzas de queso crema
- 4 onzas de queso de cabra
- 1 cucharada de miel
- 1 cucharadita de canela molida
- ¼ taza de nueces pecanas finamente picadas

Para la cobertura exterior:

- ½ taza de nueces finamente picadas
- ½ taza de arándanos secos cortados en cubitos
- ¼ taza de perejil fresco picado

Instrucciones:

1. Para hacer bolas: Mezclar en un bol el queso crema, el queso de cabra, la miel, la canela y las nueces.

2. Hacer 12 - 15 bolitas de la mezcla.

3. Para hacer la cubierta exterior: Colocar los arándanos, el perejil y las nueces en un bol y mezclar bien.

4. Sacar las bolas de esta mezcla. Presionar ligeramente para que se adhieran. Colocar las bolas en un plato.

5. Vuelve a meter las bolas en la mezcla. Presiona ligeramente para que se adhieran. Coloca las bolas en un plato.

6. Enfriar hasta que se usen. Guarda las sobras en un recipiente hermético en el refrigerador.

7. Servir tal cual o con rodajas de manzana o galletas.

Panecillos de champiñones, col rizada y alforfón

Porciones: 20

Ingredientes:

- 4 tazas de champiñones en rodajas
- 2 dientes de ajo, pelados y picados.
- 4 huevos de lino (4 cucharadas de semillas de lino molidas mezcladas con 12 cucharadas de agua)
- 1 taza de avena
- 2 cucharaditas de bicarbonato de sodio
- 2 cucharaditas de orégano seco
- 1 taza de leche de almendra
- Semillas de calabaza, para arriba
- 4 tazas de col rizada bien apretada
- 2 cucharadas de tomillo fresco
- 2 tazas de harina de sarraceno
- 2 cucharaditas de polvo de hornear

- 2 cucharaditas de sal marina

- 2/3 de taza de aceite de oliva

- 2 cucharadas de vinagre de sidra de manzana

-

Instrucciones:

1. Toma 2 moldes de panecillos de 12 cuentas cada uno y forra 20 de los moldes de panecillos con forros desechables. Además, prepara el horno precalentándolo a 400° F.

2. Coloca una cacerola a fuego medio. Añade aceite y deja que se caliente. Cuando el aceite esté caliente, agrega los hongos, el tomillo y el ajo y cocina hasta que se seque. Debería llevar unos 5 minutos.

3. Añade la col rizada y revuelve. Cocina hasta que la col rizada se marchite. Apaga el fuego y deje que se enfríe.

4. Cuando mezcles el agua y la harina de linaza molida, déjala reposar durante 15 minutos. Estará gelificado en 15 minutos.

5. Combina todos los ingredientes secos en un
   tazón, es decir, harina de alforfón, bicarbonato de
   sodio, polvo de hornear, orégano y sal.

6. Mezclar la leche de almendras, el aceite de oliva y
   el vinagre de manzana en un bol. Vierte esta
   mezcla en el tazón de los ingredientes secos.
   Añade también los huevos de lino y mézclalos
   con una cuchara de madera hasta que se
   incorporen, asegurándote de no mezclarlos
   demasiado.

7. Añade la mezcla de champiñones y dobla
   suavemente.

8. Dividir la masa en los moldes de panecillos
   forrados. Esparcir algunas semillas de calabaza
   encima.

9. Coloca los moldes para panecillos en el horno y
   hornea durante unos 30 a 35 minutos. Para
   comprobar si los muffins están listos, inserta un
   palillo en el centro de un muffin. Retire el palillo.
   Si ves algunas partículas pegadas en él, hornea
   durante unos minutos más.

63

10. Enfriar los muffins horneados durante 10 minutos
    en la propia sartén. Retira los muffins del molde y
    colócalos en una rejilla de alambre para que se
    enfríen completamente.

11. Almacenar en un recipiente hermético hasta su
    uso. Puede durar de 2 a 3 días en la encimera o de
    5 a 6 días en el refrigerador.

Capítulo 7: Recetas de sopa

Sopa de fideos de tofu y champiñones Miso

Porciones: 2

Ingredientes:

- 2 cucharadas de aceite de oliva
- 3,5 onzas de tofu ahumado, cortado en pequeños trozos
- 3,5 onzas de fideos de alforfón
- 2 tazas de champiñones en rodajas
- 1 cucharada de pasta de miso
- 4 cebolletas, cortadas en rodajas finas
- 3 tazas de agua hirviendo

Instrucciones:

1. Sigue las instrucciones del paquete y cocina los fideos.
2. Coloca una sartén con una cucharada de aceite a fuego medio. Cuando el aceite esté caliente, agrega los hongos y cocina hasta que se doren.

3. Retira los champiñones de la sartén y colócalos en un recipiente.

4. Vierte una cucharada de aceite en la sartén. Cuando el aceite se caliente, añadir el tofu y cocinar hasta que se dore todo. Apagar el fuego.

5. Combinar la pasta de miso y el agua hirviendo en un tazón.

6. Dividir los fideos en tazones para sopa. Esparcir hongos y tofu sobre los fideos.

7. Verter el caldo de miso en los tazones. Adorna con cebolletas y sirve.

Sopa de guisantes frescos y apio de monte

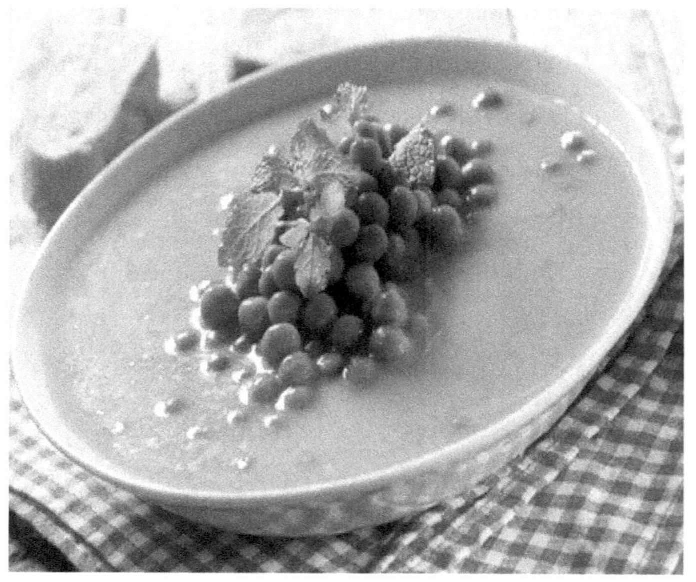

Porciones: 4

Ingredientes:

- 1 libra de guisantes congelados

- 4 vainas de guisantes enteras, para adornar

- 2 - 3 cebolletas, cortadas en rodajas finas

- 3 tazas de caldo vegetal

- 5 ramitas de apio de monte, usa solo las hojas

- 3 cucharadas de mantequilla

- Pimienta al gusto

- 2 pequeños dientes de ajo, pelados, finamente picados

- ¼ cup crème fraiche

- Sal al gusto

Instrucciones:

1. Coloca una olla de sopa a fuego medio. Añade la mantequilla y deja que se derrita.

2. Añade el ajo y las cebolletas y saltéalas durante 3 o 4 minutos.

3. Añade el caldo y revuélvelo. Cuando empiece a hervir, añade los guisantes y las vainas enteras. Cocina hasta que los guisantes estén blandos.

4. Saca las vainas de los guisantes enteras y enjuágalas con agua fría.

5. Añade la crema fresca y el queso en la sopa y bátelo con una licuadora de inmersión hasta que esté cremoso.

6. Añade sal y pimienta al gusto.

7. Puedes servir esta sopa caliente o fría.

8. Para servir: Cargar la sopa en tazones. Coloca
    una vaina entera en cada tazón.

9. Servir.

Sopa de siete hierbas alemana

Porciones: 8

Ingredientes:

- 2 cucharadas de mantequilla
- 2 puerros medianos, picados
- 4 tazas de espinacas picadas
- 2 tazas de cebollino picado
- 2 tazas de perejil picado
- 1 taza de rúcula
- 1 taza de eneldo fresco picado
- 1 taza de hojas de apio picadas
- 4 papas rojizas, peladas, cortadas en cubos
- Pimienta recién molida a gusto
- 1 taza de leche
- Sal al gusto

Para servir: Opcional

- Crotones
- Crema agria
- Hierbas extra

Instrucciones:

1. Coloca una olla de sopa con mantequilla a fuego medio. Cuando la mantequilla se derrita, agrega chalotas y puerro. Saltea hasta que las cebollas estén translúcidas.
2. Añade las papas y el agua y cocina hasta que estén blandas.
3. Añade las 7 verduras y cocínalas durante unos minutos hasta que se marchiten.
4. Apagar el fuego. Mezclar con una licuadora de inmersión hasta que esté cremoso.
5. Añade sal y pimienta al gusto. Vierte la leche y revuelve.
6. Servir tal cual o con las opciones de servicio sugeridas.

Sopa de salchicha de pavo, calabaza y col rizada

Porciones: 5

Ingredientes:

- ½ Paquete (de 19,5 onzas) de salchichas de pavo italianas, descartar las cubiertas
- 4 tazas de caldo de pollo
- ¼ taza de queso parmesano raspado
- 1 ½ libras de calabaza, pelada, cortada en cubos
- Sal al gusto
- Pimienta al gusto

Instrucciones:

1. Coloca una olla de sopa a fuego medio. Añade la salchicha y cocina hasta que ya no esté rosada. Mientras se cocina, rompe la salchicha en trozos más pequeños.
2. Añade la calabaza a continuación y mézclala bien. Vierte el caldo y revuelve. Cuando llegue a hervir,

baja el fuego y cocina hasta que la calabaza esté
ligeramente tierna.

3. Añade la col rizada y cocina hasta que se marchite.
4. Colócala en los tazones de sopa. Adorna con
   queso parmesano y sirve.

Sopa de col rizada vegetariana

Porciones: 4

Ingredientes:

- 1 cucharada de aceite de oliva
- 1 cucharada de ajo picado
- 4 tazas de agua
- ½ lata (de 15 onzas) tomates cortados en dados
- 1 lata (15 onzas) de frijoles cannellini, escurridos
- 1 cucharada de perejil seco
- Sal al gusto
- 1 cebolla roja pequeña, picada
- ½ racimo de coles, descartar los tallos duros, picados
- 3 cubos de caldo vegetal
- 3 papas blancas, peladas, en cubos
- ½ cucharada de condimento italiano

- Pimienta al gusto

Instrucciones:

1. Coloca una olla de sopa a fuego medio. Cuando el aceite esté caliente, agrega la cebolla y el ajo. Cocina hasta que la cebolla se vuelva translúcida.
2. Añade la col rizada y revuelve. Cocina por un par de minutos.
3. Vierte el agua y revuelve. Desmoronar los cubos de caldo en la olla. Añade las patatas, los tomates, los frijoles cannellini, el perejil y el condimento italiano y revuelve.
4. Cuando la sopa empiece a hervir, baja el fuego y cocina tapada hasta que las patatas estén blandas.
5. Añade sal y pimienta al gusto.

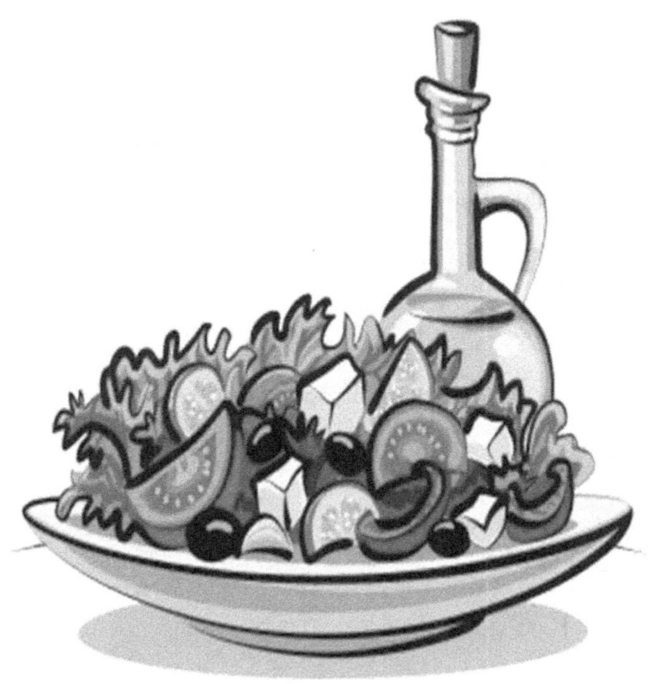

Súper Ensalada Sirt

Porciones: 2

Ingredientes:

- 3,5 onzas de rúcula

- 7 onzas de rebanadas de salmón ahumado

- 1 taza de hojas y tallo de apio picado

- ½ taza de nueces picadas

- 2 cucharadas de aceite de oliva extra virgen

- onzas de hojas de endibia

- 1 taza de aguacate en cubos

- 1 cebolla roja mediana, picada

- 2 cucharadas de alcaparras

- ½ taza de perejil fresco picado

- 2 dátiles medjool grandes, deshuesados, picados

- Jugo de ½ limón

Instrucciones:

1. Añade todos los verdes en un gran tazón y mézclalos bien.

2. Combina el salmón, el aguacate, las alcaparras, las nueces, los dátiles y las cebollas rojas en otro tazón y mezcla bien.

3. Añade el jugo de limón y el aceite y mezcla bien.

4. Esparce la mezcla de salmón sobre las verduras y sirve.

Ensalada de coles de Bruselas desmenuzadas y col rizada

Porciones: 3

Ingredientes:

Para el aderezo:

- 2 cucharadas de aceite de oliva

- 2 dientes pequeños de ajo, picados

- ¼ cucharadita de sal

- 3 cucharadas de jugo de limón fresco

- ½ cucharadita de azúcar

- Pimienta recién molida a gusto

Para la ensalada:

- ½ libra de coles de Bruselas, recortadas en rodajas finas, desechar las hojas exteriores.

- 1 manzana, sin corazón, en rodajas finas

- 3 cucharadas de nueces confitadas, picadas

- 2 rebanadas de tocino de pavo cocido, picado (opcional)

- ½ racimo, col rizada toscana, descartar los tallos, cortar finamente las hojas

- ¼ taza de arándanos secos

- 2 cucharadas de queso gorgonzola desmoronado

- Pimienta recién molida a gusto

Instrucciones:

1. Para hacer el aderezo: Bate el aceite de oliva, el ajo, la sal, el jugo de limón, el azúcar y la pimienta en un tazón pequeño.

2. Combina las coles de Bruselas y la col rizada en un tazón. Rocía el aderezo sobre él y mézclalo bien. Masajear la mezcla durante unos minutos con las manos hasta que esté ligeramente blanda.

3. Enfríese por lo menos un par de horas, asegurándote de cubrir el tazón mientras se enfría.

4. Añade las rodajas de manzana, el tocino de pavo, las nueces y los arándanos justo antes de servir. Mezcla bien. Espolvorea pimienta y Gorgonzola por encima y sirve.

Ensalada de Manzana, Nuez y Rúcula

Porciones: 2

Ingredientes:

Para la ensalada:

- ¼ taza de nueces, tostadas

- 1 manzana pequeña, sin corazón, pelada si se desea, cortada en rodajas finas.

- 1 cucharada de arándanos secos

- 3,5 onzas de rúcula

- 1 cebolla roja pequeña, cortada en rodajas finas

Para el aderezo:

- Jugo de limón ½

- Sal al gusto

- Pimienta al gusto

- ½ cucharada de jarabe de arce

- 1 ½ cucharadas de aceite de oliva

Instrucciones:

1. Para hacer el aderezo: Combinar el jugo de limón, sal, pimienta, jarabe de arce y aceite de oliva en un tazón. Bate bien.

2. Para hacer la ensalada: Combinar manzana, arándanos, rúcula y cebolla en un tazón.

3. Vierte el aderezo sobre la ensalada. Mezclar bien.

4. Dividir en dos platos. Adorna con nueces y sirve.

Ensalada de bayas y nueces

Porciones: 2

Ingredientes:

- 1 ½ cucharadas de suero de leche entero
- ½ cucharadita de miel
- Una pizca de pimienta
- ½ taza de fresas cuarteadas
- 1 cucharada de nueces picadas y tostadas
- ½ onza de queso de cabra ablandado
- 1/8 de cucharadita de sal
- 2 tazas de mezcla de primavera
- ¼ taza de arándanos frescos

Instrucciones:

1. Para hacer el aderezo: Bate el queso de cabra, el suero de leche, la pimienta, la sal y la miel en un tazón.

2. Combina las fresas, nueces, arándanos y la mezcla de primavera en otro tazón.

83

3. Verter el aderezo sobre la ensalada. Mezclar
    bien y servir.

Ensalada tibia de pollo y achicoria

Porciones: 2 – 3

Ingredientes:

- 1.8 libras de pollo
- 3. 4 onzas de vinagre de jerez + ½ cucharada sopera
- 1 ½ cucharadas de aceite de oliva
- Un puñado de pasas
- 1 ½ cabezas de achicoria
- Un puñado de piñones, tostados
- 2 cucharadas de mantequilla, a temperatura ambiente
- 3,5 onzas de guisantes congelados
- ¼ cucharadita de azúcar molido
- 1 cucharada de eneldo picado
- 1 taza de hojas de ensalada mixta
- Sal al gusto
- Pimienta al gusto

Instrucciones:

1. Pinta la mantequilla por todo el pollo.
    Espolvorear sal y pimienta sobre el pollo y
    colocar en una bandeja de hornear.

2. Rocía vinagre por todo el pollo. Mantener el
    molde cubierto con papel de aluminio.

3. Hornea el pollo en un horno precalentado a
    320° F durante una hora o hasta que se cocine
    por dentro.

4. Vierte los jugos del pollo cocido en un tazón y
    sube la temperatura del horno a 450° F. No
    cubras el sartén y continúa asando hasta que
    se dore por encima.

5. Saca el pollo del horno y déjalo enfriar por
    unos minutos. Desmenuza el pollo con un par
    de tenedores.

6. Mientras se asa el pollo, vierte un poco de
    agua en una cacerola y deja que hierva. Añade
    los guisantes y cocina durante un minuto.
    Escurre el agua y sumerge los guisantes en un

bol de agua fría durante 10 minutos. Escurrir
una vez más.

7. En un momento, la grasa flotará sobre los
    jugos de cocción. Quitar la grasa con una
    cuchara. Añadir vinagre extra, azúcar molido y
    aceite de oliva en el tazón de los jugos y batir
    hasta que el azúcar se disuelva
    completamente.

8. Coloca el pollo asado, las pasas, las hojas de
    achicoria, las hojas de ensalada, el guisante y
    los piñones en un bol. Revuelve bien.

9. Vierte el líquido cocido sobre él y mézclalo
    bien.

10. Servir tal cual o con un poco de pan de tu
    elección.

Capítulo 9:

Recetas para acompañamientos

Relleno de coles de quinua con anillos de calabaza

Porciones: 5

Ingredientes:

- 1 calabaza pequeña de bellota (alrededor de 1 libra), cortada horizontalmente en rodajas de 1/8 de pulgada de grosor, sin semillas - 5 rodajas

- Pimienta al gusto

- Sal al gusto

- ½ cucharada de aceite de oliva

Para el relleno de quinua:

- ½ cucharadita de aceite de oliva

- 3 cucharadas de pimiento rojo o amarillo cortado en dados.

- 10 cucharadas de quinua cocida

- 1/3 taza de garbanzos cocidos o enlatados, escurridos

- 1 camote pequeño, pelado, cortado en cubos de ½ pulgadas

- ½ taza de col picada

- Pimienta al gusto

- 2 cucharadas de queso parmesano rallado (opcional)

- Un pequeño chalote, cortado en rodajas finas

- Sal al gusto

- ½ cucharada de orégano fresco picado o ½
  cucharadita de orégano seco

Instrucciones:

1. Para hacer el relleno: Vierte el aceite en una sartén
   y caliéntalo a fuego medio. Una vez que el aceite
   esté caliente, agrega el chalote y el pimiento y
   cocina hasta que estén ligeramente tiernos.

2. Agregar las batatas y ¼ taza de agua y cocinar
   hasta que las batatas estén tiernas con el tenedor.

3. Agregar la quinua y mezclar bien. Calentar bien.

4. Añade la col rizada, los garbanzos, el parmesano si
   lo utilizas, la sal y la pimienta, y mezcla bien.
   Calentar bien. Una vez que la col rizada se
   marchite, apaga el fuego.

5. Forrar una hoja de hornear con papel de
   pergamino. Coloca los anillos de calabaza en la
   hoja para hornear sin superponerlos. Coloca

alrededor de ½ taza de quinua en cada rebanada
de calabaza.

6. Hornea la calabaza con el relleno en el horno
    precalentado a 425° F durante unos 15 minutos o
    hasta que la calabaza esté ligeramente tierna o no
    esté blanda.

Salteado de vegetales

Porciones: 4

Ingredientes:

- 4 cucharaditas de aceite de oliva

- 2 2/3 tazas de ramilletes de coliflor

- 2 2/3 tazas de flores de brócoli

- 2 2/3 tazas de rodajas de zanahoria, cortadas en un ligero ángulo

- ½ cucharadita de jengibre picado

- ½ cucharadita de ajo picado

- 4 cucharaditas de salsa de soja

- 2/3 taza de caldo de pollo

- 2 cucharaditas de almidón de maíz mezclado con 2 cucharadas de agua

Instrucciones:

1. Coloca una sartén antiadherente a fuego medioalto. Añade aceite y deja que se caliente. Cuando el aceite esté caliente, agrega el jengibre, el ajo y las verduras y fríe durante un par de minutos.

2. Añade el caldo y cocina a fuego lento durante unos minutos hasta que las verduras estén crujientes y tiernas.

3. Añadir la salsa de soja y la maicena y remover constantemente hasta que espese. Apaga el fuego y sirve.

Papas asadas con cúrcuma crujiente

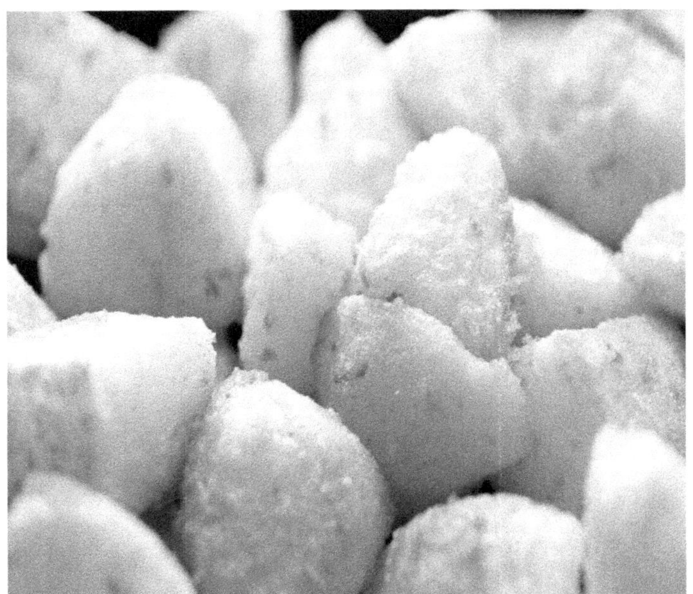

Porciones: 3

Ingredientes:

- 1 cebolla roja pequeña, picada

- 2 ½ tazas de papas en cubos

- ½ cucharadita de sal

94

- 1 cucharadita de polvo de curry (opcional)

- 2 dientes de ajo, picados

- 1 cucharadita de polvo de cúrcuma

- Pimienta al gusto

- 2 cucharadas de aceite de oliva

Instrucciones:

1. Pon el ajo, la cebolla y las papas en un tazón y mézclelos bien. Espolvorea sal, cúrcuma, polvo de curry, pimienta y aceite de oliva y mezcla bien. Rocía el aceite y revuélvelo hasta que esté bien combinado.

2. Forrar una hoja para hornear con papel de pergamino.

3. Esparcir las patatas en la hoja para hornear.

4. Hornea las papas en un horno precalentado a 375° F por unos 35 minutos o hasta que las papas

estén blandas con el tenedor. Revuelve las patatas
cada 10 - 12 minutos.

Ensalada Sunshine

Porciones: 4

Ingredientes:

- 8 tazas de espinacas en rodajas finas

- 2 tazas de fresas en rodajas

- 4 cucharadas de semillas de girasol tostadas

- 2 naranjas, peladas, separadas en segmentos, sin semillas, picadas

- ½ taza de aderezo italiano ligero o bajo en calorías o vinagreta de frambuesa

Instrucciones:

1. Coloca las espinacas, fresas y naranjas en un recipiente y mézclalas bien.

2. Añade el aderezo y revuelve hasta que se combinen bien.

3. Adorna con semillas de girasol y sirve.

Ensalada de perejil y alcaparras

Porciones: 4

Ingredientes:

- 2 tazas de hojas de perejil de hoja plana picadas
- ½ taza de tallos de perejil de hoja plana finamente picados
- 2 cucharadas de alcaparras, escurridas, finamente picadas
- 3 cucharadas de aceite de oliva
- 2 lechugas Little Gem, separar las hojas
- Jugo de ½ limón
- ¼ chalota, finamente picada
- Sal al gusto
- 1 taza de tomates cherry cortados por la mitad

Instrucciones:

1. Para hacer el aderezo: Combinar aceite de oliva, tallos de perejil, alcaparras, jugo de limón y chalote en un tazón.

2. Añade las hojas de perejil, los tomates y la lechuga y mezcla bien.

3. Servir inmediatamente.

Capítulo 10: Recetas para Almuerzo Cena

Wrap crudo de hojas arco iris

Porciones: 8

Ingredientes:

- 8 hojas grandes de col, enjuagadas

- 2 tomates, cortados en trozos finos

- 2 pimientos amarillos, cortados en tiras finas.

- 1 taza de brotes de guisantes

- ¼ cabeza de col roja, desmenuzada

- 2 zanahorias medianas, cortadas en fósforos

- 1 pepino persa, cortado en fósforos

- ½ cebolla roja, cortada en tiras finas

- 1 ½ tazas de humus

- 1 cucharadita de rábano picante rallado en jugo de remolacha

Instrucciones:

1. Coloca las hojas verdes de col en tu tabla de cortar, con el lado de la costilla hacia arriba. Con cuidado, corta en rodajas finas las costillas de las hojas para que queden planas. Haz esto con todas las hojas.

2. Esparce el humus en las hojas. Divide todas las verduras entre las hojas y mantén las hojas paralelas al lomo, dejando los bordes.

3. Poner un poco de rábano picante sobre las verduras.

4. Doblar como burritos y colocarlos en una bandeja de servir, con la costura hacia abajo.

Wraps de lechuga, garbanzo y aguacate

Porciones: 2

Ingredientes:

- ½ lata (de 15 onzas) de garbanzos, escurridos

- Un tallo de apio, finamente picado

- ½ cucharada de jugo de limón

- 2 hojas de lechuga Boston

- ½ aguacate maduro, pelado, deshuesado, picado

- 1 cebolla verde, finamente picada

- Sal al gusto

- Pimienta al gusto

Para los Toppings:

- Brotes de alfalfa

- Tomates picados

- Pepino, cortado en palitos

- Tiras de pimiento

- Perejil picado

Instrucciones:

1. Coloca los garbanzos y aplasta hasta que te queden unos cuantos trozos.

2. Añade el aguacate y tritúralo hasta obtener la textura deseada.

3. Añade sal, pimienta, cebolla, apio y zumo de limón.

4. Esparcir las hojas de lechuga en un plato. Dividir el relleno entre las hojas. Colocar los ingredientes sugeridos. Enrollar y servir.

Frittata de coliflor y col rizada

Porciones: 4

Ingredientes:

- 2 tazas de coliflor rallada o finamente picada

- 4 huevos grandes

- 12 claras de huevo grandes

- 2 cucharadas de leche

- 2 tazas de hojas de col rizada, desechar las costillas y los tallos duros

- ½ cucharadita de polvo de ajo

- 3 cucharaditas de queso parmesano rallado

- ½ taza de agua

- Pimienta al gusto

- 1 cucharadita de tomillo seco

- Sal al gusto

- Aceite de oliva en aerosol de cocina

Instrucciones:

1. Coloca una sartén de hierro fundido a fuego medio-alto.

2. Cuando la sartén esté bien caliente, añade coliflor. Vierte agua y cocina hasta que esté tierna.

3. Mientras tanto, bate los huevos, las claras, la sal, la pimienta y la leche en un tazón con una batidora eléctrica de mano hasta que hagan espuma, por lo menos de 2 a 3 minutos.

4. Añadir el ajo en polvo, la col rizada y el tomillo en la sartén y remover. Una vez que la col rizada se marchite, apaga el fuego.

5. Retira las verduras de la sartén y colócalas en el tazón de la mezcla de huevos. Revuelve bien.

6. Vuelve a colocar la sartén a fuego medio. Rocía la sartén con spray de cocina. Deja que se caliente.

7. Vierte la mezcla de huevo en la sartén. No la revuelvas ahora.

8. Esparcir el queso parmesano por encima. Cubrir la sartén con una tapa. Cocina durante unos minutos. Cuando los bordes parezcan estar listos, apaga el fuego.

9. Pon el horno en modo de asar. Coloca la rejilla 6 pulgadas debajo del elemento calefactor y precalienta el horno a fuego alto.

10. Trasladar la sartén al horno y asar sin tapar hasta que se haga el centro. Debería tomar de 7 a 10 minutos.

11. Retira la sartén del horno y déjela enfriar durante 5 minutos. Cortar en 4 trozos iguales.

12. Servir caliente o tibio.

Hamburguesas frotadas con café

Porciones: 8

Ingredientes:

- 2 libras de pavo molido magro

- 4 cucharaditas de azúcar moreno

- 2 cucharaditas de hojuelas de pimiento rojo, finamente molidas

- 1 cucharadita de sal de ajo

- 1 cucharadita de polvo de cebolla

- 2 cucharadas de café molido en grano

- 4 cucharaditas de pimienta recién molida

- 1 cucharadita de polvo de mostaza seca

- ½ cucharadita de clavos molidos

- 1 cucharadita de cacao en polvo sin azúcar

Instrucciones:

1. Dividir el pavo molido en 8 porciones iguales y darle forma de hamburguesas.

2. Coloca la cebolla en polvo, los granos de café molidos, la pimienta, la mostaza en polvo, el clavo y el cacao en una bolsa de plástico Ziploc. Sellar la bolsa y agitarla hasta que esté bien combinada.

3. Espolvorea una cantidad generosa de la mezcla sobre las hamburguesas. Frótalas.

4. Cocina las hamburguesas en una sartén o en un horno o parrilla y sírvelas con los ingredientes de tu elección.

Pechuga de pollo asado con nueces, dátiles y aceitunas

Porciones: 3

Ingredientes:

- 3 mitades de pechuga de pollo deshuesadas

- 1/3 taza de vinagre de vino tinto

- 6 cucharadas de nueces tostadas y picadas

- 6 - 7 cucharadas de caldo de pollo

- Un puñado de perejil italiano, picado

- 3 - 4 dátiles Medjool, deshuesados, picados

- 1 cucharada de aceite de oliva

- Sal al gusto

- 3 cucharadas de aceitunas deshuesadas y en rodajas

- 2 cucharaditas de mantequilla

- Pimienta al gusto

Instrucciones:

1. Remoja los dátiles en vinagre durante un par de horas.

2. Colocar una sartén de horno a fuego medio-alto. Añade aceite y deje que se caliente. Añade el pollo y cocínalo hasta que se dore por completo. Apaga el fuego y cambia la sartén a un horno precalentado a 325° F. Cocina por unos 12 - 15 minutos o hasta que el pollo esté bien cocido.

3. Coloca la sartén a fuego alto. Vierte el caldo en la sartén. Añade las nueces, los dátiles junto con el vinagre y las aceitunas. Déjalo hervir.

4. Añade el perejil y la mantequilla. Añade sal y pimienta a gusto. Vierte esta salsa sobre el pollo y sirve.

Estofado de carne y vino tinto

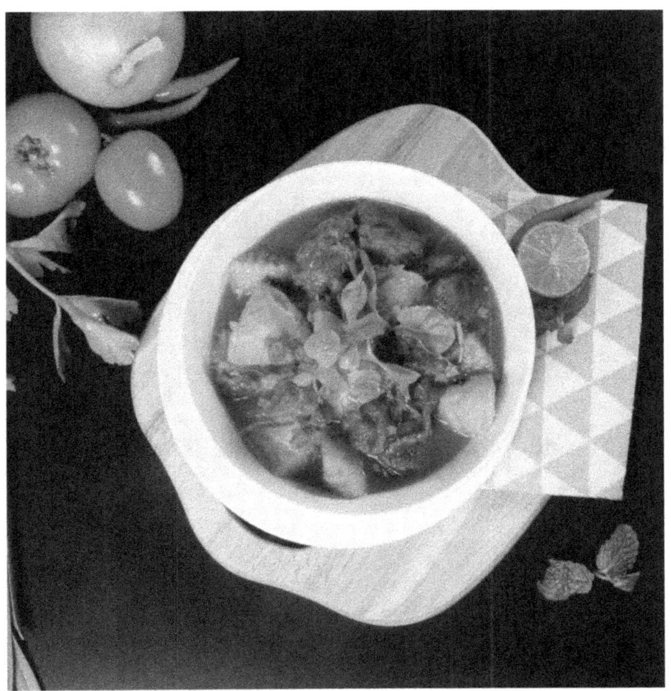

Porciones: 3

Ingredientes:

- 1 cucharada de mantequilla

- 3 dientes de ajo, pelados, cortados por la mitad

112

- 1.1 libras de falda o espinilla de carne de res, cortada en grandes trozos

- 1 cucharada de aceite de oliva

- 2 pequeños dientes de ajo, aplastados

- Un puñado de perejil fresco de hoja plana picado

- 2 ramas de tomillo + extra para servir, finamente picado

- 2 ramitas de romero + extra para servir, finamente picado

- 2 cucharadas de harina sazonada

- 6 onzas de caldo de carne de vacuno

- 2 cucharadas de puré de tomate

- Una cebolla grande, cortada en cubitos

- 6.3 onzas de vino tinto

- Sal al gusto

- Pimienta al gusto

- Puré de patatas para servir (opcional)

Instrucciones:

1. Coloca una cacerola a prueba de calor sobre una llama media. Vierte ½ cucharada de aceite de oliva y deja que se caliente.

2. Coloca la harina en una bolsa de plástico. Coloca la carne en la bolsa y agita la bolsa hasta que los trozos de carne estén bien cubiertos con la harina.

3. Cuando el aceite esté caliente, agrega la carne y cocínala hasta que se dore por todos lados. Retira la carne con una espumadera y colócala en un plato.

4. Agregar ½ cucharada de aceite de oliva y dejar que se caliente. Agregar la cebolla y el ajo y saltear

hasta que estén suaves. Agregar el caldo y el puré de tomate y revolver.

5. Añadir el vino tinto y raspar el fondo del plato para quitar los trozos dorados.

6. Cuando empiece a hervir, apaga el fuego. Cerrar la cazuela con su tapa. Poner la cacerola en un horno precalentado a 300° F. Cocinar durante unos 45 - 50 minutos.

7. Añade los champiñones y cubre el plato. Continúa horneando hasta que la carne esté tierna. Adorna con perejil y sirve.

Bacalao marinado en miso con verduras salteadas y sésamo

Porciones: 2

Ingredientes:

- 2 ½ cucharadas de miso o más al gusto

- 2 cucharadas de aceite de oliva extra virgen

- 1 cebolla roja mediana, en rodajas

- 2 dientes de ajo, pelados, finamente picados

- 2 cucharaditas de jengibre picado

- 3.5 onzas de col rizada, picada

- Un puñado de perejil, picado

- 2,1 onzas de trigo sarraceno

- 2 cucharadas de mirin

- 14,1 onzas de filetes de bacalao sin piel

- 2 tallos de apio, cortados en rodajas

- 2 chiles ojo de pájaro, finamente picados

- 4 onzas de judías verdes, recortadas, cortadas en trozos de 2 pulgadas

- 2 cucharaditas de semillas de sésamo

- 2 cucharadas de tamari

- 2 cucharaditas de cúrcuma molida

Instrucciones:

1. Combinar mirin, miso y 2 cucharaditas de aceite de oliva en un tazón. Frotar esta mezcla sobre el bacalao. Colocar el bacalao en una bandeja de hornear. Déjalo reposar durante 30 minutos.

2. Sigue las instrucciones del paquete y cocina el alforfón. Añade cúrcuma mientras se cocina el alforfón.

3. Cocina el bacalao en horno precalentado a 450° F durante 10 minutos.

4. Coloca una sartén grande a fuego medio. Añade el aceite restante y deja que se caliente. Añade la

cebolla una vez que el aceite esté caliente y cocina
por un par de minutos.

5. Añade el apio, los chiles ojo de pájaro, las judías
    verdes, el jengibre, el ajo y la col rizada y cocina
    hasta que las verduras estén tiernas. Espolvorea
    un poco de agua si es necesario.

6. Añade las semillas de sésamo, el tamari y el perejil.

7. Dividir el sofrito en dos platos. Dividir el bacalao
    entre los platos y servir.

Guiso de frijoles y alforfón

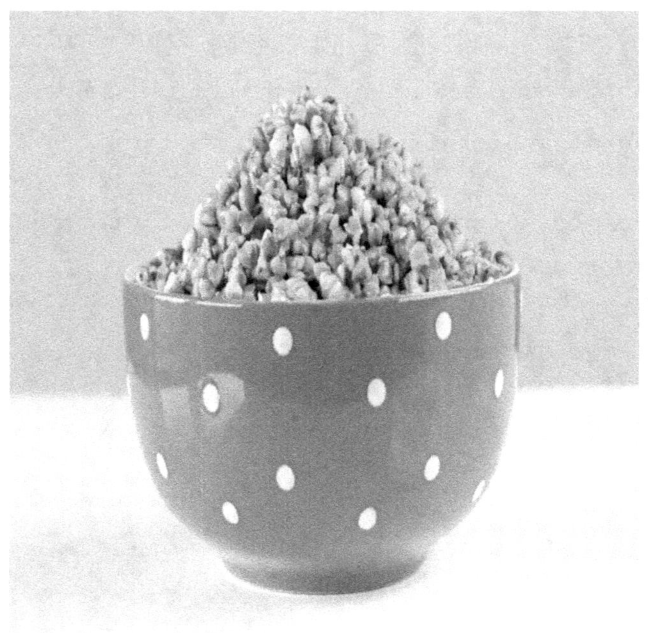

Porciones: 8

Ingredientes:

- 4 cucharadas de aceite de oliva

- 4 zanahorias, cortadas en pequeños cubos

- 2 puerros grandes, picados

- 2 cucharadas de puré de tomate

- 2 latas (15 onzas cada una) de frijoles cannellini o cualquier otro frijol de su elección.

- 2 dientes de ajo, aplastados

- 4 palitos de apio, picados

- 7 - 8 tazas de caldo vegetal

- 6 cucharadas de alforfón

- 1 chile de ojo de pájaro, en rodajas

- 2 tazas de col picada o cualquier otra verdura de tu elección

- Perejil picado para adornar

-

Instrucciones:

1. Coloca una olla de sopa a fuego medio. Vierte el aceite y deja que se caliente. Una vez que el aceite esté caliente, agrega el ajo y revuelve durante 5 - 6 segundos. Añade el apio, las zanahorias y los puerros y cocina hasta que estén ligeramente tiernos.

2. Mezclar con el puré de tomate, el caldo y el alforfón. Cuando hierva, baja el fuego y cocina hasta que el alforfón esté tierno.

3. Añadir las judías y las verduras y cocer a fuego lento unos minutos más, hasta que las verduras se marchiten.

4. Servir.

Capítulo 11: Recetas de postres

Barras de dátiles cubiertas de chocolate

Porciones: 12

Ingredientes:

- ½ taza de dátiles medjool sin hueso

- 3 onzas de chips de chocolate negro

- ¾ taza de nueces

Instrucciones:

1. Prepara una pequeña hoja o bandeja para hornear forrándola con papel pergamino.

2. Remoja los dátiles en un tazón de agua caliente durante 5 minutos. Escúrrelos y agrégalos al tazón del procesador de alimentos.

3. Añade las nueces y procesa hasta que las nueces estén finamente picadas, y la mezcla debe pegarse cuando se presiona.

4. Esparcir la mezcla en la bandeja de hornear. Presiona bien.

5. Derretir el chocolate en el microondas o en baño maría y rociar la mezcla de nueces. Toda la mezcla debe estar cubierta de chocolate, así que espárcela con una cuchara si es necesario.

6. Congela durante 10 minutos o hasta que el chocolate se endurezca.

7. Cortar en 12 barras iguales y servir.

8. Guarda las sobras en un recipiente hermético en el refrigerador.

9.

Pastel de Fresa y Ruibarbo con Streusel de Granola

Porciones: 8

Ingredientes:

Para el Topping:

- 1 taza de avena a la antigua

- 1 taza de azúcar moreno ligeramente apelmazado

- 8 cucharadas de mantequilla sin sal, derretida

- 2/3 de taza de harina de trigo integral o harina de sarraceno

- 2 cucharaditas de canela molida (opcional)

Para rellenar:

- 8 cucharadas de jarabe de arce puro o azúcar granulado

- 6 tazas de ruibarbo en rodajas, fresco o congelado (descongelar si está congelado)

- 6 tazas de fresas cortadas en cuartos

- 2 cucharadas de jugo de limón

- 2 cucharadas de maicena

- ½ cucharadita de sal

Instrucciones:

1. Engrasar una fuente de hornear con un poco de aceite de oliva en aerosol. Necesitas precalentar el horno a 350° F durante 15 - 20 minutos.

2. Combina las fresas, el ruibarbo, la miel, la sal, el jugo de limón y la maicena en un tazón. Mezcla hasta que estén bien combinadas. Pon la mezcla en la bandeja de hornear.

3. Para hacer la cobertura: Combinar la avena, la canela, el azúcar moreno y la harina en un tazón. Añade la mantequilla y mezcla bien. Esparcir esta mezcla por toda la mezcla de bayas.

4. Poner la fuente de horno en el horno y hornear durante unos 50 minutos hasta que la parte superior esté dorada.

5. Saca la bandeja del horno y déjala enfriar en la encimera durante 15 minutos antes de servir.

Dátiles rellenos

Porciones: 10

Ingredientes:

- 10 dátiles

- 1 cucharada de miel

- 2 - 3 cucharadas de queso de cabra

Instrucciones:

1. Saca el carozo de los dátiles, con cuidado; asegurándote de cortar solo un lado.

2. Combinar la miel y el queso de cabra en un tazón. Rellenar los dátiles con esta mezcla y servir.

Pastel helado de yogur de coco con arándanos

Porciones: 16

Ingredientes:

- 2 tazas de coco tostado

- 2 tazas de arándanos frescos

- 6 tazas de yogur griego de vainilla

- 2 cortezas de pastel preparadas con galletas graham

Instrucciones:

1. Pon el coco y el yogur en un tazón y revuelve. Esparcir esta mezcla sobre las cortezas. Esparcir los arándanos por encima.

2. Cubrir y congelar durante 6 - 7 horas. Cortar cada uno en 8 trozos y servir.

Helado de Matcha

Porciones: 6

Ingredientes:

- 6 plátanos, en rodajas, congelados

- 2 cucharadas de polvo de matcha

- ½ taza de crema de coco

- Chips de chocolate negro o nueces picadas, según sea necesario.

Instrucciones:

1. Combina el polvo de matcha y la crema de coco en un tazón y enfría por un mínimo de 3 horas.

2. Añade las rebanadas de plátano y la mezcla de queso crema en una licuadora y bata hasta que obtengas una consistencia suave.

3. Adorna con trozos de chocolate y nueces y sirve.

Conclusión

Si quieres cambiar tu estilo de vida o tu forma de comer, la dieta Sirtfood es la adecuada para ti. Esta dieta ha ganado una inmensa popularidad en los últimos años, y con razón. La dieta Sirtfood no se centra en excluir ningún alimento de la dieta por lo que no te sientes privado de la comida que disfrutas. La dieta se basa en ingredientes que mejoran tu salud y te ayudan a mantenerla. También puedes cumplir con tus objetivos de pérdida de peso y de buena forma física.

Al comenzar esta dieta, tus patrones de sueño se mueven, pierdes peso, regulan y manejan tu apetito con facilidad. La dieta también aumenta tu inmunidad y mejora tu estado de ánimo. Esta dieta se divide en dos fases, y puedes repetir estos pasos tan a menudo como quieras hasta que cumplas con los objetivos de aptitud física y pérdida de peso.

129

Este libro tiene todo lo que necesitas aprender sobre la dieta Sirtfood. Aprenderás qué es la dieta Sirtfood y sus beneficios. También aprenderás más sobre cómo funciona la dieta y los alimentos que debes incluir en tu dieta si quieres cosechar sus beneficios. Estoy seguro de que sabes que la dieta es fácil de seguir, y que no tienes que comprometer tu estilo de vida para seguirla. El libro también tiene numerosas recetas de la dieta Sirtfood que puedes usar para empezar con esta dieta.

Como con cualquier otra dieta, debes aprender a ser paciente con tu cuerpo. Es importante entender que tu cuerpo tomará algún tiempo para adaptarse a los cambios en tu dieta y estilo de vida. Si combinas esta dieta con el ejercicio, podrás cosechar los beneficios de la misma. Entonces, ¿qué esperas? Date el lujo de cambiar tu estilo de vida ahora mismo.

www.ingramcontent.com/pod-product-compliance
Lightning Source LLC
Chambersburg PA
CBHW070830260726
48654CB00025B/709